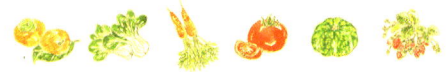

진짜 채소는 그렇게 푸르지 않다

HONTO NO YASAI WA MIDORI GA USUI
by KAWANA Hideo

Copyright © KAWANA Hideo 2010
All rights reserved.
Originally published in Japan by NIKKEI PUBLISHING INC., Tokyo.
(renamed NIKKEI BUSINESS PUBLICATIONS, INC. from April 1, 2020)

Korean Translation Copyright © Minumin 2012, 2021

Korean translation edition is published by arrangement with
NIKKEI BUSINESS PUBLICATIONS, INC. through
The Sakai Agency and Yu Ri Jang Agency.

이 책의 한국어 판 저작권은 The Sakai Agency와 유리장 에이전시를 통해
NIKKEI BUSINESS PUBLICATIONS, INC.와 독점 계약한 ㈜민음인에 있습니다.
저작권법에 의해 한국 내에서 보호를 받는 저작물이므로 무단 전재와 무단 복제를 금합니다.

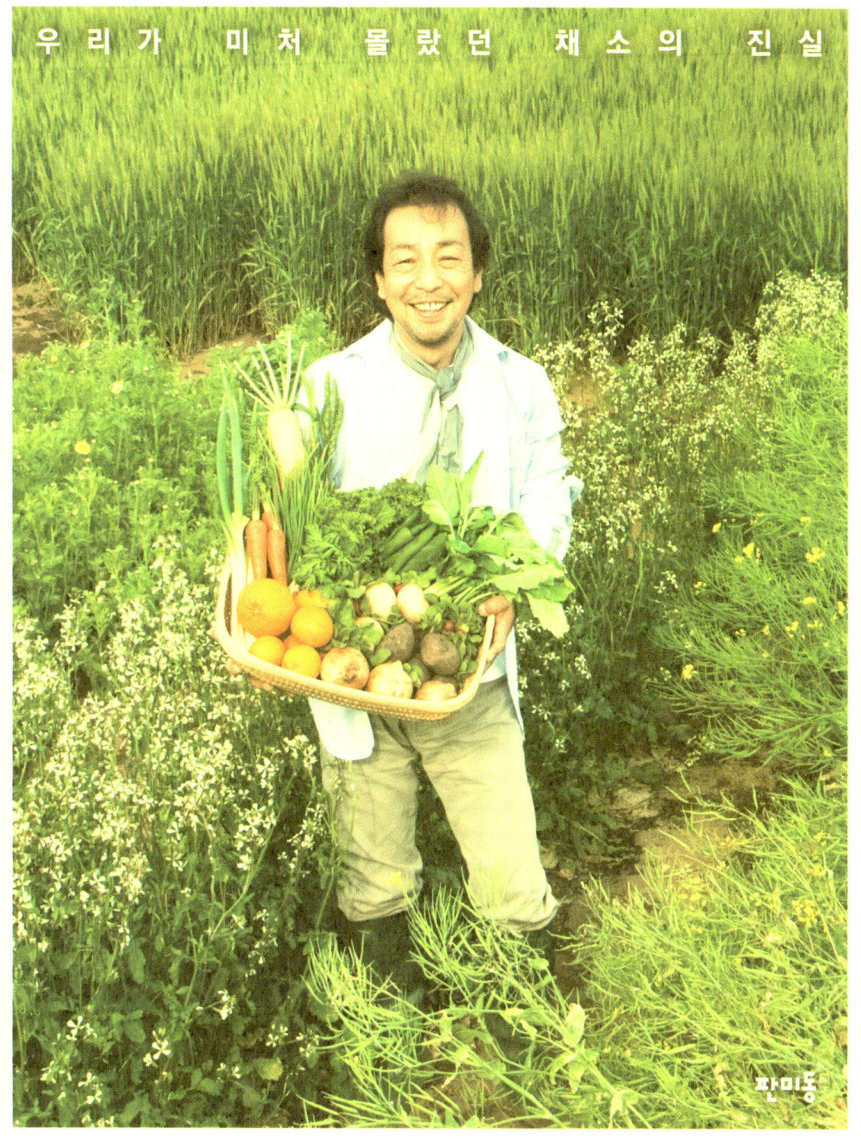

차례

첫머리에 진짜 채소란 뭘까? 8

채소는 모두 썩는다?
썩는 감과 시드는 감
채소에 눈을 뜬 계기
불순물은 넣지 않고 내보낸다
왜 자연재배인가?

1장 채소는 원래 썩지 않는다 17

뜰에 열리는 감과 파는 감의 차이
벌레의 입맛과 사람의 입맛은 같을까?
비료를 쓰지 않으면 벌레는 자연히 없어진다
잡초 역시 머지않아 사라진다
채소가 걸리는 병도 성장의 중요한 과정
부패하는 작물과 발효하는 작물
썩는 채소와 시드는 채소, 어느 쪽을 드시겠습니까?
생명의 순환이 이루어지지 않는 채소
생명력 넘치는 채소의 가르침

2장 진짜 채소를 가려내자 - 농약과 비료 39

딸기 농가에서는 딸기 껍질을 벗기고 먹는다?
땅과 씨앗에 두루 쓰이는 농약
유기농 인증 마크가 붙어 있으면 무농약?

수입 채소보다 국산 채소가 낫다?
무농약이기만 하면 무조건 안전할까?
소는 자연의 채소 맛을 가릴 줄 안다
질푸른 채소는 몸에 좋을까?
비료를 쓰는 진짜 이유
화학비료가 아니라 유기비료면 괜찮다?
유기농 채소의 충격적인 사실
썩는 유기농 채소와 썩지 않는 유기농 채소
거쳐야 할 과정을 제대로 거친 채소

3장 비료가 없어도 채소는 자란다-흙 67

농약과 비료 없이 채소가 어떻게 자랄까?
시작은 흙에서 불순물을 빼는 것
이물질이 들어 있는 흙은 걸림과 냉증이 있는 사람의 몸과 같다
유기재배의 함정
흙의 응어리를 푸는 방법
야생에서 자란 채소보다 더 맛있는 채소
흙이 깨끗해지면 지렁이는 자연히 없어진다
역사가 있는 흙이 맛있는 채소를 만든다
흙이 다르면 기를 수 있는 채소도 다르다
같은 밭에서 같은 채소를 계속 기른다
수확량이 많은 자연재배 농지
자연재배와 '불경기재배'는 무엇이 다른가?
열심히 자란 채소는 맛있다

4장 생명의 릴레이-씨앗 101

씨앗을 물에 떨어뜨리면 물이 파랗게 변한다?
오이에서 흰 가루가 생기는 것은 자연스러운 일
자손을 남기지 못하는 씨앗이 주류가 된 현실
우리 곁에 있는 유전자 재조합 농산물
'유전자 재조합 사용하지 않음'이라는 표시의 이면
품종 개량의 실정
씨 없는 과일이 나온 배경은?
씨앗을 계속 따면 생각지도 못한 선물을 받는다

5장 천연 균에 도전하다-균 125

시판 된장을 먹지 못하는 사람
천연 균을 쓰지 않는 발효식품
만들어진 균
천연 균과 만들어진 균의 차이
균은 사서 쓰는 것이 당연하다?
균에도 지역의 맛이 있다
천연 균의 부활 첫 번째- 옛날에는 곳간이 있었다
사백 년 전에 이미 발효 문화가 쇠퇴하기 시작했다?
천연 균의 부활 두 번째- 자가채취를 다시 시작하다
원료인 콩에 생명력이 없으면 균이 붙지 않는다
천연 균의 부활 세 번째- 감칠맛의 사중주
화학물질과민증이 있는 사람도 먹을 수 있는 음식
따로 국물을 낼 필요 없는 된장국
천연 균을 이용한 여러 가지 발효식품

낫토도 제철이 있다
된장국은 자연이 만든 완성형 음식
균은 인간에게 필요한 것

6장 자연은 선하지도 악하지도 않다 163

할 수 있는 일부터 조금씩 하라
식물을 먹는다는 의미
옛날에 비해 턱없이 낮은 채소의 영양가
되돌아가기가 아니라 앞으로 나아가기
자연스럽지 못한 것을 자연스럽게 되돌리는 힘

7장 채소에서 배우는 삶의 방식 177

채소와 인간은 같다
'들이지 않고 내보내는' 건강법
감기에 걸린 사원을 한껏 칭찬하다
약에 기대지 않는다
자연재배를 본보기 삼아 아토피와 싸우다
영양소라는 개념을 먼저 버린다
싫다고 생각하던 것에 감사하는 마음가짐
마음의 응어리를 만들지 않는 방법
자연에는 선과 악이 따로 없다
하루 네 끼 햄버거만 먹었더라도 늦지 않았다

옮긴이의 글 진짜 채소가 가르쳐 주는 자연의 이치 202

첫머리에

진짜 채소란 뭘까?

채소는 모두 썩는다?

"벌레 먹은 채소는 맛있다. 벌레가 먹을 만큼 맛있다는 이야기니까."

"색이 짙은 채소는 자연에서 자란 맛있는 채소라는 증거다."

"무농약 채소라면 일단 안심하고 먹을 수 있다."

"화학비료보다 유기비료가 훨씬 안전하다."

"시간이 지나면 채소는 썩게 마련이다."

사람들 사이에서 당연하다는 듯 오가는 이런 이야기가 나에게는 그다지 자연스럽게 들리지 않는다. 어째서 그런지 그 자세한 이유는 이 책을 읽다 보면 분명하게 알 수 있을 것이다. 괜스레 애를 태울 작정은 아니니 부디 언짢아하지 마시길.

썩는 감과 시드는 감

내가 자연재배를 안 지도 벌써 삼십 년의 세월이 흘렀다.

자연재배라는 단어가 왠지 어색한 사람도 있을 테고 이 말을 아예 들어 본 적조차 없는 사람도 있을 것이다. 자연재배란 간단히 말해서 농약과 비료를 사용하지 않고 채소를 키우는 재배법을 뜻한다. 그러나 이런 설명만으로는 좀처럼 와 닿지 않을지도 모른다.

예컨대 야산이나 뜰에 열리는 감이나 매실, 여름귤을 떠올려 보자. 누군가 일부러 손질을 하지 않는데도 벌레 때문에 죽거나 하는 일 없이 잘 자라 해마다 열매를 맺는다. 그런데 왜 우리가 사 먹는 과일이나 채소는 벌레를 죽이기 위해 농약을 뿌리고, 영양분을 보충하기 위해 비료를 주어야 하는 것일까?

야산에 자라는 풀과 꽃은 생명이 다하면 시들어 간다. 그런데 우리가 먹는 채소는 어떠한가? 시간이 지나면 대부분 시든다기보다 썩는다. 냉장고에서 썩어 가는 채소를 누구나 한 번쯤 본 적이 있을 것이다.

그렇다면 야산에 자라는 풀이나 꽃은 우리가 먹는 채소와 무엇이 다를까? 자연재배를 향한 첫걸음은 이러한 의문에서 시작한다.

채소에 눈을 뜬 계기

요즘에는 비료를 쓰지 않고 키우는 채소까지는 아니어도 무농약이나 저농약 채소에 관해서는 많이 알려져 있다. 하지만 자연재배 채소를 보급하는 데 온 힘을 쏟겠다고 결심했던 26년 전만 해도 비료는 물론이거니와 농약을 쓰지 않고 채소를 키운다는 것은 터무니없는 이야기로 받아들여졌다. 그래서 나는 곧잘 괴짜 취급을 받았다.

자연재배 채소를 보급하겠다는 나의 결심은 세상의 상식을 정면으로 거스르는 길을 택하겠다는 뜻이나 다름없었다.

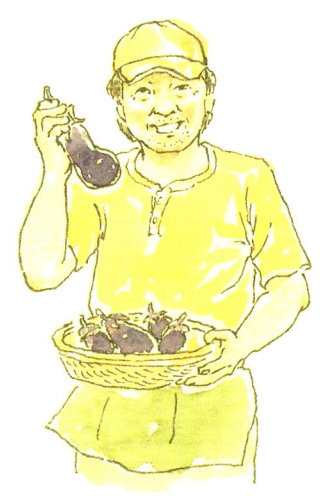

결심을 하고 나서 가장 먼저 한 일은 이곳저곳을 돌아다니며 자연재배 채소를 파는 일이었다. 스물여섯 살 때였다. 빚을 내 고물 트럭을 사들인 다음 트럭에 채소를 싣고 거리를 돌아다녔다.

"농약도 비료도 쓰지 않고 키운 채소가 왔습니다!"

"자연의 에너지가 가득한 채소가 왔습니다!"

아무리 목청을 높여도 거의 팔리지 않았다. 자연재배 채소를 아는 사람은 아무도 없었고, 나부터도 자연재배 농법으로 채소를 가꾸는 농가를 많이 알지 못할 때라서 '채소 가게'라고 부를 만한 구색을 갖추지 못한 상태였다. 팔리지 않는 것도 당연한 노릇이었다.

결국 팔다 남은 채소로 끼니를 때우는 날이 이어졌다. 동네 공원에 앉아, 이토록 빨리 꿈이 꺾이나 싶어 눈물을 흘리기도 했다.

그런데도 자연재배로 가꾼 생명력 넘치는 채소를 많은 사람들에게 알리고 싶은 마음은 사라지지 않았다. 이 일에 왜 그토록 집착했을까?

내 나이 열여섯 살 때 골육종을 앓던 누나가 세상을 떠났다. 병을 앓기 시작한 후 5년 동안 입원과 퇴원을 되풀이했기 때문에 누나의 온몸은 수술 자국투성이였다. 그 무렵 아직 고등학생이었던 나는 누나의 투병 생활을 그저 지켜볼 수밖에 없었다. 머릿속에는 '왜 사람은 병에 걸리는 걸까?', '어째서 입원할 때마다 오히려 약해질까?'와 같은 생각만 맴돌았다.

누나는 스무 살 되던 해 생일날, 짧은 생애를 마쳤다.

누나가 떠나고 난 후 나는 다양한 책을 읽으며 하루하루를 보냈다. 책을 읽다 보니 몸과 음식의 관계가 어렴풋하게나마 보이기 시작했다. 첨가물이나 농약에도 흥미가 일었다. 식생활

문제에 까막눈이나 다름없던 내게 현대의 먹거리 사정, 특히 채소의 농약 문제는 그저 놀랍기만 했다.

'이렇게 농약을 많이 써야 채소가 자라는 걸까?'

'채소도 사람처럼 병에 걸리면 고통스러워하고, 약에 의존해야 자랄 수 있는 걸까?'

이런 의문을 품을 무렵, 농약을 쓰지 않고도 싱싱한 채소를 가꾸는 사람이 있다는 사실을 알게 되었다. 바로 자연재배 농가였다.

그리고 그들 곁에서 자연재배 농법을 익혔다. 몇 년 동안 직장 생활을 하고 난 후였으므로 누나가 죽은 지도 이미 10년이 지난 무렵이었다.

비록 1년이라는 짧은 기간이었지만 자연재배 농법을 접하면서 자연으로부터 많은 가르침을 얻었다.

비료나 농약 같은 인위적인 물질을 더하지 않는다는 것은 채소가 지닌 본래의 힘과 땅이 지닌 힘에만 의지해 채소를 기른다는 뜻이다. 그러므로 씨앗이, 그리고 고개를 내민 싹이 무엇을 원하는지 자연의 목소리에 귀를 기울여야만 한다. 그렇게 하지 않으면 채소는 자라지 않는다. 그러다 보니 채소를 키울 때뿐 아니라 일상에서도 자연의 목소리를 강하게 의식하게 되었다.

불순물은 넣지 않고 내보낸다

자연재배를 알고 나서 30년 동안 나는 약을 먹은 적이 없다. 감기에 걸리거나 머리가 아파도 약을 먹지 않는다. 건강 검진을 받지도 않고 의사를 찾아가지도 않는다.

그래도 건강하게 살고 있다.

어쩌면 지금까지 운이 좋아서 건강한 몸으로 살고 있는지도 모른다. 하지만 농약이나 비료에 의존하지 않고 자기 힘으로 건강하게 자라는 자연재배 채소를 보면서 '자연이란 무엇인가?', '자연스럽게 산다는 것은 무엇일까?'라는 생각을 줄곧 하며 살아 왔기 때문은 아닐까? 실제로 '건강하게 살고 싶다.'라고 바라기만 했을 뿐 약을 먹지 않는 대신 무언가 특별한 일을 하지도 않았다.

자연재배의 개념은 이렇다. '불순물'이 들어 있지 않은 채소는 병에 걸리지 않고 벌레가 생기지 않는다. 벌레는 채소에 병의 원인이 있다는 사실을 가르쳐 주는 존재이며, 병은 '불순물'을 내보내려는 정화 작용이다.

사람도 마찬가지라고 믿는다. 예를 들어 열이 나는 것은 '불순물'이 몸속에 들어왔다는 신호다. 그러므로 열은 '오른' 것이 아니라 그럴 필요가 있어서 스스로 '올린' 것이므로 열이 나면 '몸속에 쌓인 것을 내보내 줘서 고맙다.'라고 생각한다.

이러한 생각이 일반적인 생각과는 상당히 다를지도 모르겠다.

하지만 30년 가까이 병원에 가지 않고도 지금까지 건강하게 지낼 수 있었던 건 이렇게 생각하며 살았기 때문이 아닐까 싶다.

왜 자연재배인가?

나는 현재 '내추럴하모니'라는 농산물 유통 회사를 운영하고 있다. 자연재배 생산자와 소비자를 연결하기 위해서 만든 회사로, 주로 채소와 쌀을 취급한다. 도쿄의 세타가야와 지바의 나리타에 유통 거점을 두고, 자연재배한 채소를 통신 판매로 소비자와 음식점에 제공한다. 또 조금이라도 많은 사람들이 자연재배로 가꾼 농산물을 직접 맛볼 기회를 누렸으면 하는 마음에 간토 지방에 식당과 직판 매장 여섯 곳을 마련했다.

아울러 자연재배를 널리 알리기 위해 전국 각지의 생산자들을 찾아다니며 자연재배에 관한 이야기를 나누거나 강연을 하기도 한다.

최근 몇 년 사이에는 한국의 생산자들을 찾아간 적도 있다.

자연재배를 널리 보급하겠다고 결심한 지 26년, 간신히 여기까지 다다랐다. 왜 자연재배여야만 하는가. 이 책에 그 답을 담고 싶었다.

지금부터의 이야기는 어디까지나 나 스스로 체험하고 느끼고 생각한 것이다. 그러므로 만약 이해할 수 없는 점이 있다면 직접 몸으로 느끼고 그 느낌을 소중히 여기기 바란다. 앞으로 내가 할 이야기는 사람들이 알고 있는 지식이나 세상의 상식에서 벗어나기 때문이다.

하지만 내가 겪은 일은 결코 유난스러운 사건이 아니다. 거기서 특별한 무언가를 끄집어내어 이야기하려는 것도 아니다.

머리와 마음을 비우고 내가 하는 이야기를 지식이 아니라 감성으로 받아들여 준다면 저자로서 이보다 더 큰 기쁨이 없겠다.

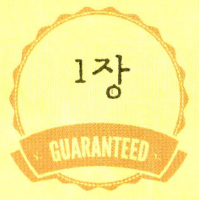

채소는 원래 썩지 않는다

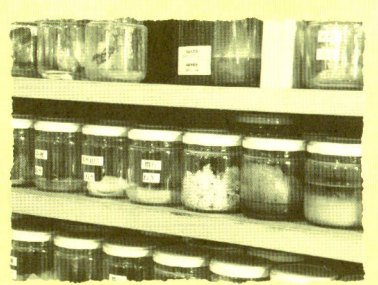

채소를 더 깊이 이해하고,
더욱 안심할 수 있는 먹거리를 만들기 위한 실험은 오늘도 멈추지 않는다.

뜰에 열리는 감과 파는 감의 차이

 뜰에서 자라는 감나무는 아무런 손질을 하지 않아도 해마다 열매를 맺는다. 뒷산의 감나무도 마찬가지다. 농약이나 비료를 뿌리지 않아도 하나같이 건강하게 자란다. 한편 식용으로 팔리는 감의 경우 농약은 뿌리지 않았을지 몰라도 비료는 주어서 키운 것들이 대부분이다. 같은 감인데 이상하다.

 비료가 없어도 잘 자라는 감나무에 왜 비료를 줄까?

 이유는 간단하다. 비료를 주면 수확량이 많아지고 당도도 높아지기 때문이다. 그만큼 비료는 효과가 매우 크다.

그렇다면 뜰이나 뒷산의 감나무에서 열리는 감은 비료도 주지 않았는데 어째서 잘 자랄까?

그 이유는 자연의 균형이 무너지지 않았기 때문이다. 다시 말해서 생태계의 균형이 제대로 지켜지고 있기 때문이다.

벌레의 입맛과 사람의 입맛은 같을까?

또 하나. 과실이나 채소 같은 농작물은 농약을 쓰지 않으면 으레 벌레로 인한 피해가 심해진다고 한다.

앞서 얘기한 감나무를 다시 떠올려 보자. 뜰도 마찬가지지만 산에는 더욱 많은 벌레가 있을 게 분명한데, 농약을 뿌리지 않아도 해마다 새빨간 감이 가지가 휠 정도로 주렁주렁 열린다. 설령 벌레가 꼬이더라도 먹지 못할 지경까지 이르지는 않는다.

예로부터 전해져 오는 '벌레 먹은 채소는 맛있다.'라는 말은 과연 사실일까? 뜰이나 산에는 떫은 감만 있는 것이 아니라 한 입 베어 물면 맛있다는 소리가 절로 나올 만큼 달고 싱싱한 감이 많다. 그렇다고 해서 벌레로 인한 피해가 심한 편도 아니다.

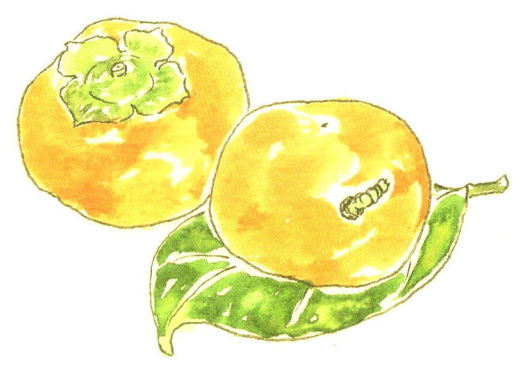

'벌레 먹은 채소가 맛있다.'는 말이 사실이라면 당연히 벌레가 전부 먹어 치웠을 것이다.

벌레가 꼬이는 감과 꼬이지 않는 감은 무엇이 다를까?

자연재배 농법에서는 그 차이가 비료에 있다고 본다. 비료를 준 감, 요컨대 인간이 먹기 위해 가꾼 감만이 벌레 때문에 피해를 본다. 그래서 벌레를 없애기 위해 농약을 사용한다.

더 달고 맛있는 감을 더 빠르게 많이 수확하기 위해 비료를 주었더니 벌레가 꼬이고 말았다. 그래서 벌레를 죽이려고 농약을 뿌린다. 그런데 요즘은 농약을 되도록 쓰지 않은 먹거리를 찾는 사람이 많다. 어쩐지 조금 이상하다는 생각이 들지 않는가?

비료를 쓰지 않으면 벌레는 자연히 없어진다

벌레는 어째서 비료에 모여들까?

자연재배 농법의 관점에서 보자면 비료의 성분이 채소나 과실에 자연스럽지 않은 물질이기 때문이다. 여기서 말하는 비료란 화학비료와 유기비료를 가리지 않는다. 이 이야기는 2장에서 상세히 설명하겠다.

사람들은 대부분 채소를 기르려면 '질소', '인산', '칼륨'이라는 3대 비료 성분이 필요하다고 배운다. 그런 만큼 비료가 부자연스러운 물질이라는 말이 뜻밖이라고 생각할지도 모른다.

그러나 실제로 비료를 쓰지 않고 채소나 과실을 재배하는, 즉 자연재배 농법으로 작물을 경작하는 논밭을 보면 고개를 끄덕이게 될 것이다. 비료를 쓰지 않은 기간이 길면 길수록 논밭의 벌레는 차츰 줄어들다가 결국 없어진다. 벌레는 채소에게 부자연스러운 물질인 비료를 먹으러 오거나 병의 원인을 없애러 오는 존재라고 할 수 있다.

2005년 일본 각지의 벼 농가들은 벼멸구라는 해충 때문에 몸살을 앓았다. 아무리 방제를 거듭해도 피해를 막기 어려웠다. 그런데 자연재배 농법으로 벼농사를 짓던 도미타라는 농부의 논은 아무런 방제 작업도 하지 않았는데도 전혀 피해를 보지 않았다.

자연재배 농법으로 기른 양배추나 배추도 겉잎만큼은 벌레가 먹을 수 있다. 겉잎은 땅 위로 처음 나오는 발아 부분이다. 자연재배 농법에서는, 자연재배로 경작하는 작물일지라도 애초에 씨앗이 일반 비료나 농약에 푹 절어 있다면 씨앗의 불순물이 채소의 초기 생육에 적지 않은 영향을 끼친다고 본다. 그러나 벌레가 겉잎을 정화함으로써 남은 잎은 비료의 영향을 받지 않고 벌레 먹을 일도 없이 잘 자란다.

'해충'이라는 말에서 알 수 있듯이, 지금까지 농업에서는 벌레를 적으로 여겼다. 그러나 자연재배 농법에서는 채소의 관점에서 벌레를 생각한다. 따라서 벌레는 채소의 몸에 불필요한 것을 없애 주는 고마운 존재다.

잡초 역시 머지않아 사라진다

벌레와 마찬가지로 밭에서 자라는 잡초도 농부들의 골칫거리다. 그러나 앞서 얘기한 벌레를 바라보는 관점을 풀에도 고스란히 대입할 수 있다.

한국에서 온 유기농 생산자들을 지바 현 도미사토 시에 있는 자연농법 생산조합의 다카하시 히로시의 밭으로 안내한 적이 있다. 다카하시는 30년 넘게 농약과 비료를 쓰지 않고 채소를 길러 온 자연재배 농법의 일인자이다.

다카하시의 밭을 찾은 사람들은 잡초 한 포기 자라지 않은 아름다운 풍경에 입을 떡 벌렸다. 사람들은 "어째서 잡초가 전혀 없습니까?"라고 한 목소리로 물었다. 다카하시는 "풀은 땅을 진화시키기 위해 나는 것입니다. 작물에 적합한 땅이 만들어졌다면 잡초는 자연히 없어지는 법이지요."라고 대답했다.

이를테면 공터에서 흔히 볼 수 있는 참억새 같은 키 큰 잡초는 땅을 진화시키기 위해 자연스레 자라났다가 시들고 또다시 자라나는 일을 몇 번이나 반복한다. 이윽고 땅이 진화하면 그 풀은 사라지고 다른 풀이 자란다. 이번에는 쑥이나 살갈퀴 같은 키 작은 풀이다. 그리고 별꽃 같은 풀이 나기 시작하면 이제 그 땅은 작물을 키울 수 있는 땅이 되었다고 볼 수 있다.

내가 지금까지 본 자연재배 밭에서는 씨를 뿌릴 때나 모를 낼 때를 제외하면 대부분 풀을 뽑을 필요가 전혀 없었다. 왜냐하면 재배에 방해가 되는 풀이 더 이상 자라지 않기 때문이다. 재배하려는 채소에 걸맞은 땅이 되면 역할을 다한 풀은 자연스레 모습을 감춘다. 어쩌면 풀은 저마다 사명을 지니고 있을지도 모른다.

다카하시는 "다카하시 씨 밭처럼 만들려면 몇 년이나 걸립니까?"라는 질문에 "땅을 본래 모습으로 되돌리려면 먼저 비료 성분부터 없애야 합니다. 지금까지 땅에 들어 간 비료의 양과 질에 따라 걸리는 기간도 달라지지요."라고 대답했다. 이어 "비료를 없애기만 하면 농사짓는 일도 무척 즐거워집니다."라는 다카하시의 말에 그 자리에 있던 사람들은 모두 크게 놀랐다.

채소가 걸리는 병도 성장의 중요한 과정

농가에서는 벌레, 잡초와 더불어 채소가 병에 걸리는 일도 심각한 문제다. 작물 하나가 병에 걸리면 다른 작물에도 전염되고 더 나아가 밭 전체가 병에 걸릴 가능성이 크기 때문이다.

농가의 사활을 좌우하는 문제이므로 농약을 써서 어떻게든 병을 최소한으로 억제하려고 한다.

그런데 애초에 병이란 무엇일까? 자연재배 농법의 관점에서는 무너진 자연의 균형을 원래대로 되돌리는 것으로 파악한다. 안에 쌓인 부자연스러운 물질을 바깥으로 열심히 내보내는 정화 작용이라고 하면 이해하기 쉬울 것이다. 그래서 난처하기는커녕 오히려 매우 고마운 현상이라고 여긴다. 당장 피해가 생긴 자리만 보면 병이 골치 아픈 현상일지도 모른다. 하지만 병에 걸려 자연을 거스르는 원인을 밖으로 내보낸 덕분에 자연이 다시 균형을 되찾는다면 나쁜 일이 아니라고 생각한다. 일시적으로 채소를 덮친 병은 무너진 자연의 균형을 되찾기 위한 중요한 과정이라고 할 수 있다.

자연의 균형이 지켜지면 비료나 농약 없이도 작물은 자란다. 이것이 자연재배의 간단한 원리다.

비료나 농약은 분명 효과가 좋다. 하지만 자연의 균형을 무너뜨린다. 비료를 주었기 때문에 벌레가 꼬이고, 그러고 나면 벌레를 없애기 위해 살충제가 필요해진다. 또한 풀이 지닌 역할을 이해하지 못한 채 불필요한 잡초 취급을 하며 제초제를 마구 뿌리기도 한다. 병에 걸리면 농약이라는 약으로 해결하려 하고, 그것이 다시 땅을 더럽혀서 이듬해 작물에 영향을 끼친다.

안타깝게도 인간이 자기를 위해 한 일이 도리어 자기 목을 조르고 마는 셈이다.

부패하는 작물과 발효하는 작물

앞에서도 잠깐 이야기했지만, 왜 슈퍼마켓에서 파는 채소는 썩는 걸까?

어느 산, 어느 들판을 보더라도 식물은 그저 시들기만 하는데, 우리가 먹는 채소는 어김없이 썩는다. 애초에 사람이 재배한 채소도 식물이 분명하므로 시들어야 정상이 아닐까?

이렇게 생각하면, 썩는다는 것은 자연의 섭리를 거스르는 일인지도 모른다.

전부터 내가 하던 실험을 하나 소개하겠다. 말하자면 채소의 부패 실험이다.

얇게 저민 오이나 당근을 끓여서 소독한 병에 넣는다. 뚜껑

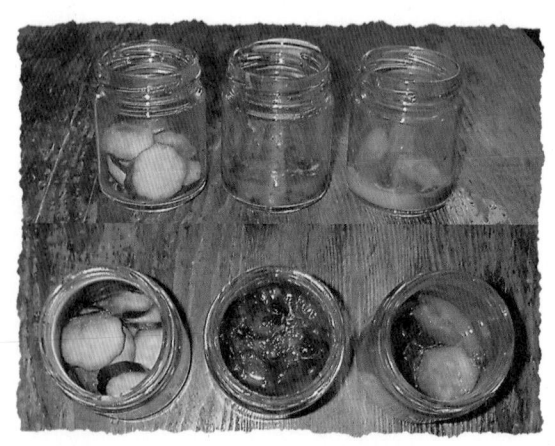

오이의 부패 실험. 왼쪽이 자연 재배,
가운데가 유기 재배, 오른쪽이 일반 재배한 오이다.

을 닫고 보관하다가 적당할 때 뚜껑을 연다.

이때 같은 조건 아래서 재배 방법만 달리한 같은 오이 세 종류를 준비해야 한다. 농약이나 화학비료를 써서 일반재배한 것, 유기비료를 써서 유기재배한 것, 농약과 비료를 전혀 쓰지 않고 자연재배한 것, 이렇게 세 가지다. 이제 시간이 지나면서 각각의 오이가 어떻게 변화하는지 지켜보기만 하면 된다.

결론부터 말하면, 일반재배한 오이와 유기재배한 오이는 썩지만 자연재배한 오이는 거의 썩지 않는다. 물론 방부제 따위는 쓰지 않았다.

유기재배한 쌀과 자연재배한 쌀로 같은 실험을 하기도 했다. 상온에 열흘쯤 두었더니 유기재배한 쌀은 썩어서 뭐라 형용할 수 없는 악취를 풍기기 시작했다. 그렇다면 자연재배한 쌀은 어떻게 되었을까? 뚜껑을 열자 달콤하고 좋은 향기가 퍼졌다. 자연재배한 쌀은 부패하지 않고 발효해서 감주(甘酒)처럼 변해 가고 있었다.

감으로도 실험을 해 보았다. 이번에는 일반재배한 감과 뜰에서 자란 감이 비교 대상이었다. 시간이 지날수록 일반재배한 감은 곰팡이가 자라면서 썩어 갔지만 뜰에서 자란 감은 달콤한 향기를 풍기면서 감식초처럼 되어 갔다. 감주가 된 쌀도 더 방치하면 식초가 된다. 식초의 원료가 술이기 때문이다. 채소 역시 조건만 갖추어지면 발효해서 자연스레 절임이 된다.

이렇듯 자연재배한 농작물은 왜 썩지 않을까? 아마도 해당 작물에 모여든 균도 자연의 균형을 지키기 때문일 것이다. 병원균이 모여들어도 작물 자체가 지닌 균형이 좋기 때문에 감염되지 않는다. 예방을 하지도 않았으니 애초에 병원균이 들어올 틈이 없는 것이다. 균에 관해서는 5장에서 상세하게 이야기하겠다.

썩은 농산물은 병원균에게 당하고 말았다. 무슨 수를 써도 절임이 되지 않을뿐더러 술이나 식초가 되지도 않는다. 먹을 수 있는 모습이 되기는커녕 그저 부패만 진행될 따름이다.

그리고 마지막에는 놀랍게도 어느 쪽이나 물이 된다. 다시 말해 모두 수분으로 변해 자연으로 돌아가는 것이다. 그러나 결과는 같아도 과정이 다르다. 한쪽은 발효해서 술이 되고 식초가 되고 결국 물이 된다. 나머지 한쪽은 부패해서 물이 된다. 이때 세상에 존재하는 시간이 긴 쪽은 발효하는 작물이라는 사실을 알 수 있다. 발효하는 채소는 말하자면 장수하는 채소다.

발효하는 채소와 부패하는 채소.

이 차이를 만드는 원인은 대체 무엇일까?

병을 이용한 부패 실험은 손쉽게 할 수 있으므로 꼭 한번 해보기 바란다. 한 가지 미리 말해둘 것은, 자연재배한 작물이 썩을 때도 있다는 사실이다. 자연재배한 기간이 짧은 작물이라면 특히 그렇다. 이전에 사용한 농약이나 비료가 미처 다 빠져나가지 못한 흙에서 자랐기 때문이다. 이러한 점도 발효와 부패의 차이를 생각할 때 중요한 실마리가 될 것이다.

썩는 채소와 시드는 채소, 어느 쪽을 드시겠습니까?

지금까지 썩는 채소에 관해 이야기했는데, 이 이야기를 하면 "채소가 썩으면 좀 어때? 신선할 때 먹으면 그만이잖아." 하는 반론이 어김없이 나온다.

그런 사람들에게는 앞에 나온 비교 그림을 다시 보라고 말하고 싶다. 그리고 묻겠다. 오이든 무든 같은 채소 중에서 언젠가 썩는 것과 언젠가 시드는 것, 두 종류가 있다면 어느 쪽을 먹고 싶은가? 자기 아이에게 어느 쪽을 먹이고 싶은가?

썩는 쪽을 고르는 사람은 거의 없지 않을까? 이로써 대답이 될 것이다. 이것은 논리 이전에 오감의 문제이다.

자연의 섭리, 식물의 생리를 생각하면 썩는 것은 자연스럽지 않은 일이다. 식물은 원래 시들거나 발효한다. 그러므로 썩는 채소란 식물 본래의 모습에서 벗어난 것이다. 하지만 슬프게도 사람이 손을 댄 채소는 반드시 썩고 만다. 그리고 지금 시장에 나와 있는 채소는 대부분 썩는다. 겉으로는 채소의 모습을 하고 있지만 채소의 생리를 갖추지 못한 먹거리라고 볼 수 있다.

만약 그렇다면 현재 지구상에 존재하는 채소는 생태계를 파괴할 뿐 아니라 그것을 먹는 우리 인간의 생리에도 영향을 미치는 것이 아닐까?

자연재배 농법의 창시자가 일찍이 이런 말을 했다고 한다.

"먹을 것은 산처럼 쌓여 있지만 어느 것 하나 당장 먹을 수 없는 시대가 온다."

지금 이대로라면 그런 위기가 다가올 날도 그리 멀지 않아 보인다. 비단 채소에만 해당하는 이야기가 아니기 때문이다. 더 빠르고 더 크게 키우기 위해 항생물질이나 호르몬제 같은 주사를 맞힌 소나 돼지의 고기, 선도유지제에 푹 담그거나 항생제를 투여해 양식한 물고기, 화학조미료와 첨가물을 듬뿍 넣은 가공식품 등 겉보기만 멀쩡한 먹거리가 셀 수 없을 만큼 많다.

이런 것들은 자연스러운 먹거리가 아니다.

하지만 이런 음식을 먹는다고 해서 곧바로 병에 걸리지는 않는다. 우리 몸은 바람직하지 않은 물질을 조절하는 기능을 갖추고 있기 때문이다. 구체적으로 간, 신장의 작용이 대표적이다.

그렇지만 우리는 매일 음식을 먹기 때문에 멀리 보면 해로운 영향이 차곡차곡 쌓이지 않을까?

그러므로 조금씩이라도 괜찮으니 자연과 조화를 이루는 쌀이나 채소를 먹으라. 처음부터 무리하지 말고 할 수 있는 범위 내에서 조금씩 시작해 보기 바란다.

생명의 순환이 이루어지지 않는 채소

야산에 자라는 식물은 해마다 그 자리에서 꽃을 피우고 열매를 맺는다. 이것이 자연의 본래 모습이다. 채소도 마찬가지다. 꽃이 피고 열매가 맺히고 거기서 씨앗이 떨어져 이듬해 다시 열매가 맺히는 것이 자연스러운 본래 모습이다. 그야말로 생명의 릴레이, 채소가 살아 있음을 느끼게 만드는 생명의 순환이다.

옛날 농가에서는 자신이 가꾼 채소에서 씨앗을 직접 따서(자가채종), 그것으로 다음해 작물을 지었다.

하지만 현재 농업에 종사하는 사람들 사이에서는 씨앗을 업자에게서 사는 것이 상식이 되었다. 이렇게 구입하는 씨앗은 대부분 F1종이다. F1이란 'First Final Hybrid'의 약자로 '잡종

제1대', '1대 잡종'이라고도 불리며, 자연에서는 절대 뒤섞일 리 없는 채소의 품종이나 성질을 교잡해 만든 씨앗이다.

이를테면 '냉해에 강하다', '해충에 강하다', '단맛이 뛰어나다', '색과 모양이 보기 좋으며 크다', '수확량이 풍부하다', '보존성이 좋다' 등등 인간의 요구에 맞추어 채소가 자랄 수 있게끔 씨앗을 교잡한 것이다. '해충에 강한' 씨앗과 '수확량이 풍부한' 씨앗을 교잡하면 해충에 강하고 수확량이 많아서 시장에서 환영 받는 품종이 만들어진다.

F1종을 두고 힘든 작업에서 농가를 벗어나게 해 주는 매우 좋은 씨앗이라고 여기는 사람도 있을지 모르겠다. 하지만 F1종에서 씨앗을 채취해 이듬해 밭에 심으면 첫해와 같은 모양의 채소가 자라지 않는다. 식물의 참모습을 생각해 보면 이런 현상은 아무래도 부자연스럽다.

생명력 넘치는 채소의 가르침

이런 실험을 한 적이 있다. 이바라키 현에서 자연재배를 하는 도미타 준이치는 자신이 키운 오이 하나를 반으로 부러뜨려 보았다. 오이의 생명력과 신선함을 확인하려면 둘로 부러뜨렸을 때 단면이 금세 들러붙는지 보면 되는데, 도미타의 오이는 단면을 마주 대자 금세 들러붙었다.

오이를 그대로 내버려 둔 채 상태를 관찰했다. 그랬더니 처음에는 반만 시들었다가 나머지 반도 차츰 시들어 갔다. 오이가 시들어 가는 모습을 보기란 좀처럼 쉽지 않다. 그런데 시들어 가는 오이에서 마치 바나나처럼 향긋하고 먹음직스러운 향기가 나서 깜짝 놀라고 말았다.

또 여간해서 시들지 않았던 오이의 단면을 자세히 살펴보니 씨앗이 아직 딱딱해지지 않아서 익지 않은 것처럼 보였다. 이것은 마치 '부러진다'라는 비상사태를 맞아서 절반을 희생하고 절반을 남김으로써 씨앗을 만들어 생명을 잇고자 하는 모습처럼 보였다.

인간이 조작한 씨앗에서 태어나 비료로 영양을 보충하고 살충제를 흠뻑 맞은 채소가 가엾게 느껴지는 순간이었다. 인위적인 조치를 취하지 않아도 채소는 스스로 씩씩하게 자라 자손을 남길 힘을 지니고 있다. 그리고 이렇듯 자기 힘으로 살아가려 노력하는 채소는 에너지가 흘러넘친다.

26년 전, 자연재배한 채소를 트럭에 싣고 팔러 다닐 무렵, "무농약 채소가 왔습니다!", "비료 없이 키운 생명력 넘치는 채소가 왔습니다!" 하고 목청을 아무리 높여도 한 명도 돌아보지 않았다.

하지만 그때 어려움을 이겨내고 지금까지 올 수 있었던 이유는 팔다 남은 채소를 먹었기 때문이라고 굳게 믿는다. '이제 틀렸어.', '이제 그만두자.'라고 몇 번이나 생각했지만 내가 먹은 채소의 생명력이 당장이라도 무너질 듯한 마음을 다잡게 해주었다.

우리 몸은 두말할 것도 없이 우리가 먹은 음식으로 만들어진다. 직접 거둔 씨앗에서 다시 열매를 맺는 채소나 과일은 생명의 순환이 제대로 이루어지는 농산물이다. 마치 어머니가 아이를 낳아 생명을 잇는 것처럼 말이다. 그런 채소가 우리에게 힘을 준다는 사실은 감각으로 알 수 있지 않을까?

그럼으로 나는 부디 보다 많은 사람들이 생명력 넘치는 채소와 과일을 먹었으면 하는 바람으로 자연재배한 채소와 과일을

26년 동안 계속 팔고 있는 것이다.

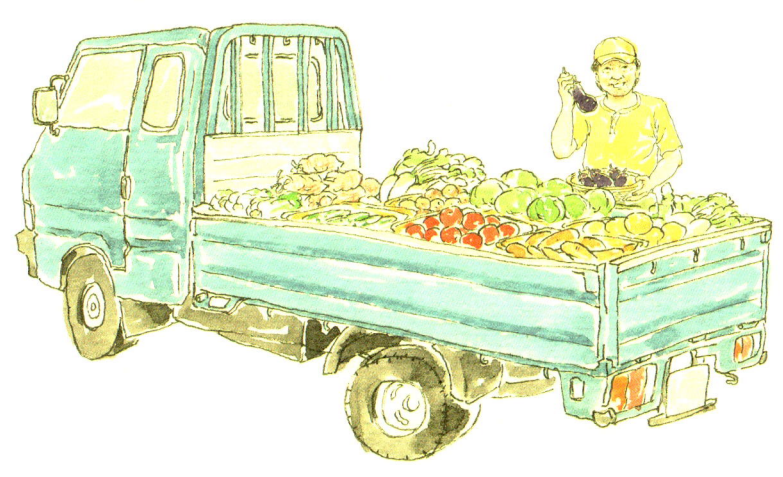

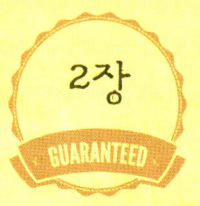

진짜 채소를 가려내자
-농약과 비료

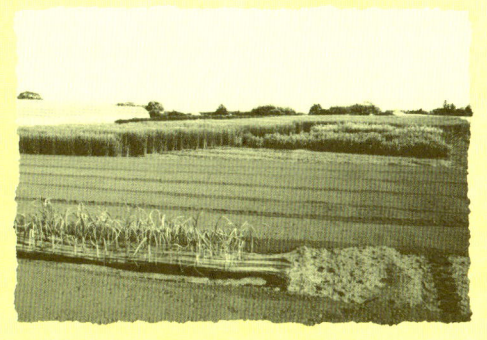

지바 현에 있는 내추럴하모니 실험 농지

딸기 농가에서는 딸기 껍질을 벗기고 먹는다?

요 몇 년 사이 무농약이니 저농약이니 하는 채소를 사는 사람이 늘었다. 일반 채소보다 다소 비싼데도 잘 팔린다. 왜 그럴까? 아마도 농약의 위험성에 눈을 뜬 사람들이 그만큼 늘었기 때문이 아닐까?

스스로 재배한 딸기를 먹지 않는다거나 먹더라도 껍질을 벗기고 먹는다는 딸기 농가에 관한 이야기를 들어 본 적이 있을 것이다.

딸기 농가에서 손수 재배한 딸기를 먹지 않는 건 왜일까? 이유는 간단하다. 생산자야말로 농약의 무서움과 폐해를 가장 잘 알고 있기 때문이다. 물론 딸기를 먹을 때는 껍질을 벗기지 않는다. 하지만 과실에다 직접, 그것도 몇 번씩이나 농약을 뿌렸다는 사실을 알면 아무래도 그냥 먹기 거북할 것이므로 한 꺼풀 벗겨 내고 먹는다는 얘기까지 도는 모양이다.

딸기는 제철보다 빨리 수확하기 위해 대부분 하우스 재배를 한다. 하우스에는 뿌린 농약이 빠져 나갈 틈이 없다. 따라서 휘발되지 못한 농약이 하우스 안에 고스란히 남는다. 생산자가 하우스에 들어가서 농약을 뿌릴 때는 들이마시거나 피부에 닿지 않게끔 보호 장비를 철저히 갖춘다. 이런 이야기를 들으면 '적은 양의 농약은 인체에 해를 미치지 않는다.'라고는 해도 긴장하기 마련이다.

채소를 유통하는 현장에 있다 보면 다양한 이야기를 듣는다. '오이에 총 50~60번, 수확하기 전 며칠을 제외하고 매일같이 소독제를 쓰는 생산자가 있다.', '양파에도 여러 종류의 농약이 쓰이기 때문에 양파를 상자에 담는 일을 하는 사람은 손의 피부가 너덜너덜 벗겨졌다.' 등등…….

땅과 씨앗에 두루 쓰이는 농약

일반인들은 잘 모르겠지만 작물에만 농약을 쓰는 게 아니다. 이를테면 씨앗도 농약으로 덧씌워 놓는다. 기껏 뿌린 씨앗을 벌레가 먹어 치우면 채소가 자라지 않기 때문이다.

또 일반재배를 할 때, 특히 뿌리채소를 가꿀 때는 씨앗을 심기 전에 땅에도 토양소독제라는 농약을 붓는다. 땅속에 들끓을지 모를 벌레나 병원균을 미리 차단하기 위해서다.

전에는 토양소독제로 취화메틸이라는 독성 높은 물질을 썼다. 이 물질은 오존층을 파괴하고 온난화를 일으킨다는 이유로 몬트리올 의정서(오존층 파괴물질 규제에 관한 국제협약)에서 2005년까지 전량 폐기하도록 정해졌다. 그렇다고 해서 현재 토양소독제가 없는 것은 아니다. 취화메틸을 대체할 다른 농약이 개발되었을 따름이다.

그러나 자연의 생물은 강하다. 아무리 약을 쓰더라도 약을 쓰는 사이 그 약에 대항할 수 있을 만큼 내성을 갖는다. 벌레나 미생물, 병원균은 세대교체를 되풀이하는 사이 돌연변이종을 만든다. 다시 말해서 농약은 쓰면 쓸수록 효과가 없어지게 되는 셈이다. 그러면 사람은 더욱 강한 약을 개발한다. 이러한 악순환은 다람쥐 쳇바퀴 돌기와 다름없다.

토양소독제는 수분과 양분을 지키는 땅의 힘을 떨어뜨린다. 약의 영향으로 땅속의 미생물이 죄다 죽어 버리기 때문이다. 이렇게 되면 비가 조금만 내려도 겉흙이 씻겨 내려가고 땅이 거북이 등처럼 말라서 식물이 자라지 못하게 된다. 심지어 사막화라는 최악의 사태를 맞을 가능성도 있다.

사정이 이러하니 토질 변화에 대처할 방법도 여러모로 논의되고 있다. 하지만 대처법을 생각할 만한 지능이 있다면 근본적인 원인을 없애는 방법, 다시 말해 토양소독제를 쓰지 않고도 싱싱한 채소를 기를 수 있는 방법을 찾는 데 지혜를 모으는 편이 현명하지 않을까?

취화메틸이 원료인 토양소독제가 환경에 나쁜 영향을 미친다는 사실이 밝혀진 지금, 그 약을 쓰기 시작하면서부터 금지하기까지의 과정에서 드러난 문제를 교훈 삼아 토양소독제 자체를 쓰지 않는 쪽으로 생각을 바꾸지 않는다면 아무리 약의 종류를 달리 한들 새로운 문제가 또다시 생길 뿐이다.

유기농 인증 마크가 붙어 있으면 무농약?

요즘에는 슈퍼마켓에서도 유기농 인증 마크가 붙어 있는 채소를 많이 볼 수 있다. 유기농 채소가 몸에 좋다는 인식이 널리 퍼지면서 인기를 끄는 모양이다. 그런데 유기농 마크를 붙인 채소가 어떻게 만들어지는지, 다른 채소와 어떻게 다른지 아는 사람은 의외로 그리 많지 않다.

유기농 채소에 관해 설명하기에 앞서 농약의 역사부터 간단히 짚고 넘어가자.

옛날부터 사람들은 병충해를 막기 위해 여러가지 방법을 연구했는데, 효력이 센 농약이 널리 쓰이기 시작한 것은 19세기에 접어들면서부터였다.

일본은 제2차 세계대전이 끝난 뒤 식량난에 시달렸다. 하지만 이 무렵 강력한 농약 덕분에 작물의 벌레 피해를 줄여 수확량을 늘릴 수 있었다. 농약은 일본이 식량난에서 벗어나는 데 큰 도움을 주었다. 하지만 세월이 지나고 농약이 인체에 미치는 영향이 문제가 되면서 1971년 '농약취체법(농약의 규격, 제조, 판매, 사용 등의 규제에 관한 법률 — 옮긴이)'이 대폭 개정되었고, 독성과 잔류성이 높은 농약은 모습을 차츰 감추었다.

그렇다고 해서 농약 자체가 사라지지는 않았다. 농약을 꾸준히 사용하는 농가는 여전히 많다. 생산의 효율성을 높이는 데 농약만큼 좋은 수단이 없기 때문이다.

하지만 개정법이 나온 그해, 이대로는 안 된다고 생각한 사람들이 모여 '일본 유기농 연구회'라는 모임을 만들었다. 이 모임의 활동으로 화학의 힘에 기대지 않는 전통 농법이 부활했다.

그리고 '유기농업 추진에 관한 법률'을 바탕으로 농림수산성이 '유기농업 추진에 관한 기본 방침'을 정했다. 이때 유기 JAS(Japanese Agricultural Standard, 일본 농림 규격) 마크를 붙일 수 있는 농산물과 가공품의 규격이 정해졌다. 요즘 유기 JAS 마크가 붙어 슈퍼마켓에서 팔리는 채소는 이 규격에 따라 재배된 것이다.

독자들 중에도 '유기농 채소는 곧 무농약 채소'라고 생각하는 사람이 적지 않을 것이다.

하지만 안타깝게도 그렇지 않다. 유기농 채소의 정의는 뒤에서 다시 상세하게 설명하겠지만 결론부터 말하자면 시판되는 유기농 채소 역시 대부분 농약을 써서 키운다.

유기농산물과 그 가공품에 관한 일본 농림수산성의 규격, 즉 유기 JAS는 처음부터 농약의 사용을 허용했을 뿐 아니라 해마다 인증 농약의 수가 늘어서 현재 농약 29종의 사용을 허가하고 있다. 어째서일까? 그렇게 하지 않으면 우리가 먹을 채소가 자라지 않는 현실 때문이다.

실제로 우리 회사에서 들여오는 유기농 채소도 1/4 정도가 농약을 써서 키운 채소이고, 과일은 농약을 쓰지 않은 것이 거의 없다.

수입 채소보다 국산 채소가 낫다?

일본은 단위면적당 농약 투입량이 2007년을 기준으로 경제협력개발기구(OECD) 주요국 중에서 두 번째로 많다. 사용량만 보면 당연히 미국이 월등히 많지만 어디까지나 땅이 넓은 탓이고, 면적당 사용량을 보면 일본이 미국보다 20배 많은 농약을 쓰고 있다. 수입 채소와 달리 국산 채소는 안심하고 먹을 수 있다고 생각하는 사람이 많겠지만, 안타깝게도 농약에 관한 한 국산 채소도 안심할 수 없다.

이렇듯 위험성이 밝혀졌는데도 농약은 사라지지 않는다.

이유가 무엇일까?

요즘에는 효율성을 따지는 생산자만 문제가 아니라 모양이나 규격에 까다로운 소비자도 한몫 거드는 듯하다. 아무래도 모양이 예쁜 채소, 크기가 가지런한 채소가 인기 있고 잘 팔린다. 그러다 보니 생산자는 겉보기에 좋은 채소를 만들기 위해 약이나 비료에 더욱 더 의존한다.

앞서 말했듯이 전후 식량난 시대에는 농약이나 화학비료가 분명히 필요했다. 극단적으로 말해서 농약이나 화학비료가 없었더라면 굶어 죽는 사람이 훨씬 많았을지도 모른다.

하지만 언제부턴가 사람을 구해 준 화학물질의 힘이 '더욱 빠르게, 더욱 아름답게, 더욱 많이'라는 효율성과 합리성을 추구하기 위한 수단이 되고 말았다. 소비자의 바람을 생산자가 구현한 결과라고도 할 수 있다. 원래 JAS 규격 자체는 1950년에 생산 합리화, 소비 합리화를 위해 제정한 것이다.

그러나 농약이나 화약비료를 그것이 필요했던 시대부터 지금까지 줄곧 지나치게 많이 썼고 지나치게 많은 것을 바랐기 때문에 나쁜 결과를 낳고 말았다.

이제 이런 문제를 인식할 때가 되었다. 그렇지 않으면 위험하다는 사실을 알면서도 계속 농약에 의존하게 될 것이다.

무농약이기만 하면 무조건 안전할까?

앞서 이야기했듯이 유기 JAS 규격을 바탕으로 재배된 농산물 역시 농약을 썼을 가능성이 크다.

그러나 작물을 애써 유기재배하기로 마음먹었다면 농약 따위는 아예 쓰지 않는 편이 낫지 않을까? 지금까지 언급한 농약 이야기를 반추해 보더라도 이런 생각이 자연스럽게 드는 것이 마땅하다.

하지만 나의 의견은 조금 다르다.

농약뿐 아니라 비료도 아예 쓰지 않는 편이 낫다. 화학비료든 유기비료든 가리지 않고 말이다.

1장에서 나는 채소를 가꿀 때 비료가 필요하지 않다는 이야기를 했다. 지금부터 그 이유를 설명하겠다.

채소나 과일 같은 농작물을 가꿀 때 왜 비료를 쓸까?

양분을 주기 위해, 싱싱하게 키우기 위해, 시들지 않게 하기 위해, 풍미를 높이기 위해 ······. 이유는 여러 가지가 있다.

어떤 이유에서든지 농작물에 비료를 주는 일은 상식이나 마찬가지다. 1장에서 이야기했듯이 농산물 재배에서 비료는 그야말로 효과가 두드러진다.

원재료 성분에 따라서 효과가 다양하게 나타나지만, 기본적으로 비료는 양분을 공급하고 성장을 촉진하며 수량을 확보하는 효과가 있다. 간단히 말해서 더욱 빠르게, 더욱 맛있게, 더욱 많이 키울 수 있다.

비료의 주성분은 질소, 인산, 칼륨이다. 흔히 비료의 3대 요소라고 하는 이 세 가지는 채소에 필요한 원소라고 한다. 특히 질소는 식물의 생장을 두드러지게 앞당기는 성분이다. 이러한 효율을 최대한 끌어올린 것이 바로 화학비료이고, 이 화학비료는 농약과 마찬가지로 어려운 시절 식량난을 탈출하는 데 큰 활약을 했다. 화학비료로 작물을 재배하면 처음에는 수확량이 늘고 채소의 상태도 눈에 띄게 좋아진다.

소는 자연의 채소 맛을 가릴 줄 안다

50여 년 전부터 자연재배 농법으로 채소를 키워 온 사이타마 현의 스가 가즈오로부터 들은 흥미로운 이야기를 소개한다.

스가가 밭 옆을 흐르는 도네 강 둔치에 소를 풀어 키울 때였다. 소가 풀을 우걱우걱 먹는 모습을 별 생각 없이 보고 있자니 어쩐지 소의 움직임이 이상했다. 소는 한곳에 자란 풀만 먹는 것이 아니라 여기저기 옮겨 다니면서 풀을 먹었다. 어째서일까 싶어서 소가 풀 먹는 모습을 조금 더 지켜보았다. 그런데 희한하게도 소가 먹는 풀은 죄다 색이 연했다. 군데군데 자란 진한 녹색 풀은 피했다. 아무래도 이상하다 싶어 스가는 풀밭을 헤치고 조사해 보았다. 그랬더니 짙푸른 풀이 자란 자리에는 예외 없이 소가 눈 똥이 있었다. 즉 소똥에 포함된 질소 성분이 비료 역할을 한 것이다.

녹색이 진한 풀, 혹은 채소와 연한 풀, 혹은 채소의 차이. 이 차이는 사실 비료와 크게 관련이 있다.

채소는 생장에 필요한 질소를 토양에서 '초산성질소'라는 상태로 빨아들인다. 초산성질소를 초산태질소, 초산염, 초산이온이라고도 하는데, 최근 이 성분이 우리 건강을 위협한다는 우려의 목소리가 높다.

이를테면 초산성질소를 고기나 생선 등 동물성 단백질과 함께 섭취하면 발암성 물질로 변한다는 이야기가 그러하다.

질소 성분은 주로 식물의 잎이나 줄기의 생육에 관여한다고 한다. 질소 성분이 많을수록 채소, 특히 잎채소는 짙푸른 색을 띤다.

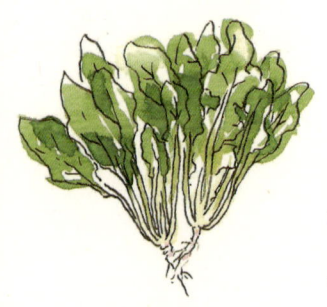

짙푸른 채소는 몸에 좋을까?

시금치 같은 잎채소나 무 같은 뿌리채소를 고를 때 이파리 색이 짙은 것을 택하는 사람이 많다.

실제로 짙푸른 채소일수록 싱싱해 보이고 영양이 듬뿍 들어 있는 듯 보이기 때문에 소비자가 선호하는 경향이 있다. 그래서 일반재배 농법으로 채소를 가꾸는 농가에서는 채소 색이

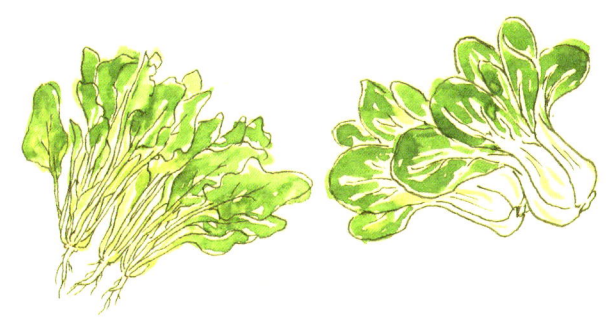

연하면 질소 비료를 뿌려서 색을 짙게 하기도 한다.

하지만 실상을 알고 나면 시금치나 쑥갓, 청경채 같은 잎채소는 녹색이 진할수록 싱싱하고 맛있다고 간단하게 말할 수 없다.

질소 성분이 많이 들어 있지 않은 잎채소는 연한 녹색을 띤다. 언뜻 보기에 그다지 싱싱하지 않고 볼품없어 보일지도 모른다. 우리 가게를 찾는 손님들도 자연재배한 잎채소를 보고 색이 연하다며 놀란다.

먹음직스럽게 보이려고 일부러 비료를 넣어서 색을 진하게 만든다는 사실을 생각하면 짙푸른 채소를 고를 마음이 들지 않는다. 화학비료든 유기비료든, 비료를 써서 본래 모습을 바꾼 채소는 생명력이 모자라기 때문이다.

식물의 생장이라는 관점에서 보면 잎채소는 꽃이 피거나 열매가 맺기 전, 어린 시기에 수확하는 채소다. 채소가 토양에서 빨아들인 질소는 초산성질소로 줄기나 잎에 머물러 있다가 채소가 성장하면서 광합성에 의해 단백질로 바뀌어 간다. 그런데 잎채소는 어릴 때 수확하기 때문에 초산성질소가 그대로 남아 있는 것이다.

니도메 가츠유키가 쓴 책 『채소가 파괴되고 있다』에 따르면 초산성질소는 몸속에서 아초산으로 바뀌고, 이것이 고기나 생선 등의 동물성 단백질에 포함된 아민과 반응하면 니트로소아민으로 바뀐다고 한다. 니트로소아민은 위암을 일으킬 가능성이 있는 발암물질로 알려져 있다. 이 말대로라면 채소의 질을 제대로 따지지 않았을 때 버터로 볶은 시금치를 곁들인 스테이크라는 먹음직스러운 한 끼는 암을 유발하는 위험한 음식이 될지도 모른다.

스가가 키우는 소는 얼핏 보기에 영양이 듬뿍 들어 있을 듯한 짙은 녹색의 풀을 본능적으로 거부했다. 마치 제가 눈 똥 탓에 초산성질소를 듬뿍 품은 목초가 제 몸에 좋지 않다는 사실을 아는 것처럼 말이다.

유기재배 농가 중에는 소의 분뇨를 많이 쓰는 생산자가 적지 않은데, 이 이야기를 통해 화학비료와 유기비료 가릴 것 없이 비료 자체가 자연에 불필요한 물질이라는 사실을 알 수 있다. 스가도 소가 풀을 가려 먹는 모습을 직접 보고서야 비료의 폐해를 깨달았다고 한다.

비료를 쓰는 진짜 이유

 물론 비료는 다양한 효과를 가지고 있다. 비료를 쓰면 과일이나 채소의 감칠맛이 진해지고 단맛이 강해진다. 열매도 잘 열린다. 비료에는 채소가 본래 지닌 요소를 더욱 강화하는 힘이 있다.

 더 달게, 더 크게, 더 많이.

 인간의 이런 욕구를 채워 주는 것이 바로 비료다. 그런데 비료에 과연 멋진 효과만 있을까?

 1장에서 설명한 대로, 비료를 주면 밭에 벌레가 모여들기 때문에 위험한 농약을 뿌려야만 한다. 자연재배 농법의 관점에서 보면 벌레는 쓸모없는 것을 없애 주는 청소부이므로 고마운 존재이지만 일반재배나 유기재배를 하는 농가에서는 벌레 때문에 전전긍긍한다. 안타깝지만 달갑지 않은 벌레가 생긴 것은 이런저런 효과를 바라고 비료를 투입한 본인의 책임이 아닐까? 밭을 인간의 몸에 비유하자면 벌레는 약의 부작용 같은 것이다. 영양제라고 생각한 비료도 결국 약일 따름이다.

비료가 끼치는 영향은 다른 데서도 찾을 수 있다.

환경 문제를 생각해 보자.

땅에 뿌린 비료를 채소가 전부 빨아들이지는 않는다. 그렇다면 나머지 비료는 다 어디로 갈까? 땅에 남거나 지하수로 흘러든다. 화학비료든 가축 분뇨로 만든 유기비료든 지나치게 많이 뿌린 비료가 지하수에 섞이면 지하수의 초산성질소 농도가 높아져서 생활폐수가 섞였을 때와 마찬가지 상태가 된다.

유기재배 농법에서는 화학물질은 위험하며 자연의 것, 이를테면 가축 분뇨 같은 비료는 안전하다고 본다. 하지만 자연에서 비롯되었더라도 지구 환경에 미치는 영향을 보면 문제가 있다는 사실을 알 수 있다. 덧붙여 가축의 분뇨에는 항생제나 호르몬제의 영향도 남아 있다.

또 비료 때문에 토양이 약해지고 채소까지 덩달아 약해진다.

원래 채소는 대지에 뿌리를 뻗고 자기 힘으로 양분을 빨아들이면서 자란다. 그러나 비료로 양분을 주면 채소는 뿌리를 뻗으려는 노력을 게을리하기 때문에 채소 자체의 생육이 나빠진다.

게다가 식물이 뿌리를 더 이상 뻗지 않으면 땅이 딱딱하게 굳는다. 미생물 수가 줄고 땅이 점점 굳어져서 식물은 땅속 깊숙이 뿌리를 뻗지 못하게 된다. 그야말로 완벽한 악순환이다. 채소가 뿌리를 뻗지 않아 생육이 더디면 농가에서는 '비료가 부족하기 때문'이라며 다시 비료를 뿌린다.

이럴수록 땅이, 그리고 채소가 점점 약해진다는 사실을 깨닫기 바란다. 지금까지 농약과 비료 이야기를 한 것은 이 사실을 말하기 위해서였다.

효과가 있으면 반대의 움직임으로 반드시 부작용이 뒤따른다.

이것은 내가 자연재배를 하면서 깨닫게 된 가장 중요한 사실이기도 하다.

화학비료가 아니라 유기비료면 괜찮다?

화학비료와 유기비료의 차이를 잘 알지 못해도 어쩐지 유기비료가 더 안전할 것 같은 느낌이 든다. 이 두 가지는 어떤 차이가 있을까?

요즘 지구온난화나 식탁 안전 같은 문제로 시끌벅적해서인지 '유기농(organic)'이라는 용어가 일상 깊숙이 파고들었다. 먹거리는 물론 옷, 화장품 등 몸에 걸치고 바르는 것을 비롯해 어느새 생활양식으로까지 자리 잡은 듯하다.

채소 역시 유기농 채소가 크게 관심을 모으고 있다.

그렇다면 유기농 채소란 어떤 채소를 말하는 것일까?

강연회에서 이런 질문을 하면 다음과 같은 대답을 곧잘 들을 수 있다.

- 농약을 쓰지 않은 채소
- 동물의 분뇨 등으로 만든 유기비료로 키운 채소
- 안전한 채소
- 기계 대신 사람 손으로 가꾼 채소
- 화학물질이 들어 있지 않은 천연 비료로 키운 채소

어느 대답이나 딱 잘라 틀렸다고 말하기는 어렵지만, '유기농'이라는 말의 광범위한 쓰임새에 비해 뜻을 제대로 알고 있는 사람은 많지 않은 것 같다.

유기농 채소란 유기비료를 써서 키운 채소를 말한다. 생산자에 따라 농약을 쓰는 사람도 있고 쓰지 않는 사람도 있다.

그렇다면 유기비료란 어떤 것일까?

유기비료는 쌀겨, 깻묵, 동물 분뇨, 숯 등 자연에 있는 물질을 원료로 만든 비료이다. 효과가 금세 나타나지는 않지만, 땅에 머무르면서 오래도록 천천히 효과를 발휘하는 것이 특징이다. 이 비료를 써서 채소를 가꾸는 것을 유기재배라고 한다. 한편 화학비료는 공장에서 화학적으로 생산한 비료를 말한다. 화학비료는 즉효성이 뛰어나다는 특징이 있다.

유기비료의 원료 중에서도 동물 분뇨는 질소 성분이 많아서 자주 쓰인다. 옛날에는 분뇨로 거름을 만들 때 거름 구덩이에 분뇨를 묵혀 놓고 오랫동안 발효, 완숙시키면서 질소 성분이나 불순물을 공기 중에 흩어지게 해 벌레나 병원균이 생기지 않게끔 애를 썼다고 한다.

하지만 지금은 그렇게까지 긴 시간을 들이지 못하므로 대부분 화학적으로 배양한 발효균을 이용해서 빠르게는 일주일, 보통 석 달에서 여섯 달이라는 짧은 기간 안에 비료를 만들어 밭에 뿌린다.

밭에 뿌린 유기비료는 제대로 숙성되지 못했기 때문에 땅으로 벌레를 불러 모은다. 길가에 떨어진 분뇨에 벌레가 꾀는 원인과 같다.

따라서 안타까운 사실이지만 요즘 유기비료는 안전하다고 말하기 어렵다.

사람들은 '재활용'이라는 이름 아래 다양한 물질을 밭에 쏟아 붓는다. 어디서 난 것인지 알 수 없는 음식물 쓰레기나 식품 폐기물, 분뇨 등등. 분뇨를 배출한 가축의 먹이는 문제가 없을까? 가축에 투입한 항생물질이나 약제의 현황은 제대로 파악했을까? 의문이 끊이지 않는다.

또한 앞서 이야기했듯이 비료의 질소 성분은 화학비료든 유기비료든 환경에 부정적인 영향을 미친다는 점에서는 차이가 없다. 유기비료의 질소 성분은 땅속에서 미생물에 의해 분해되어 초산성질소가 된다. 초산성질소의 위험성은 앞에서도 이미 지적한 바 있다.

밭에 투입하는 양도 문제다. 화학비료가 아니므로 안전하다고 생각해 자칫 과도한 양을 넣으면 나쁜 결과로 이어진다. 우리 몸속에 발암물질이 생길지도 모르고, 지하수에 섞여 지구 환경을 오염시킬지도 모른다. 그리고 채소와 땅의 힘을 떨어 뜨리는 악순환을 불러올지도 모른다.

그러므로 유기비료라고 해서 화학비료보다 좋다거나 안전하다고 잘라 말할 수 없다.

유기농 채소의 충격적인 사실

1장에서 병조림으로 부패 실험을 했을 때 일반재배한 채소와 유기재배한 채소는 썩고, 자연재배한 채소는 발효한다는 사실을 알았다.

이 차이는 어디에서 비롯된 것일까? 바로 비료 때문이다. 화학비료든 유기비료든 비료가 들어간 채소는 썩는다. "몸에 좋다는 유기농 채소도?" 하고 놀라는 사람도 분명 있을 테지만 사실이다.

또한 이 실험에서 시간에 따른 경과를 살펴보았을 때 가장 먼저 형태가 허물어지는 것이 유기재배한 채소였다. 깜짝 놀랄 만한 결과였다. 화학비료로 일반재배한 채소가 먼저 썩을 것이리라 생각했기 때문이다.

게다가 화학비료로 키운 채소는 형태가 남았지만 유기비료로 키운 채소는 형태조차 남지 않았다. 이 실험에서 쓴 채소는 유기농 인증을 받은 것이었다.

일반 채소와 유기농 채소는 썩었을 때 냄새도 끔찍했다. 다만 냄새에도 차이는 있었다.

일반 채소는 코를 찌르는 듯한 화학물질 냄새가, 유기농 채소는 무어라 표현하기 힘든, 마치 분뇨 같은 냄새가 났다. 둘 다 악취가 심해서 도저히 견디기 어려울 정도였다. 한편 자연 재배한 채소에서는 어딘가 살짝 달콤한, 결코 불쾌하지 않은 냄새가 났다.

썩는 유기농 채소와 썩지 않는 유기농 채소

유기농 채소의 냄새를 맡고 난 뒤 '사용된 비료의 양과 질은 어땠을까?' 하는 의문이 생겼다. 나는 눈으로 확인하지 않으면 성미가 풀리지 않는 사람이어서 곧장 실험을 해 보았다.

유기비료에도 여러 가지가 있는데, 크게 두 가지 종류로 나눌 수 있다. 하나는 소나 돼지 같은 동물의 분뇨를 발효시켜 만든 동물성 비료이고, 다른 하나는 풀을 베어다 발효시킨 퇴비, 쌀겨나 쌀겨 발효 물질 등의 식물성 비료이다. 생산자는 대부분 이 두 가지를 조합해 쓴다.

이번 실험에서 준비한 채소는 비료를 쓰지 않고 키운 당근, 동물성 비료로 키운 당근, 식물성 비료로 키운 당근 세 가지였다. 세 가지 당근을 얇게 잘라 병에 넣었다.

가장 먼저 썩은 것은 동물성 비료로 키운 당근이었다. 셋 중 가장 끔찍한 모습으로 썩었다. 식물성 비료로 키운 당근은 그것보다는 덜해 형태는 남았다. 비료를 쓰지 않고 키운 당근은 저번 실험과 마찬가지로 발효해서 절임이 되었다.

병충해에 시달리는 밭을 보면 어김없이 동물 분뇨를 거름으

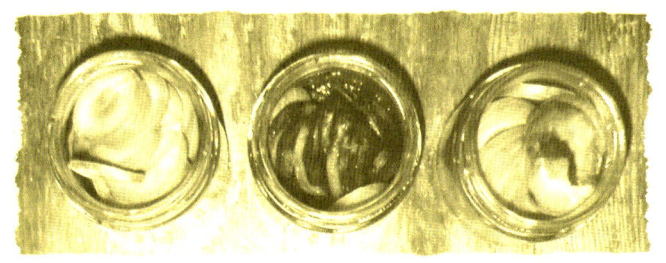

당근의 부패 실험. 왼쪽이 자연 재배한 당근, 가운데가 동물성 비료로 키운 유기농 당근, 오른쪽이 식물성 비료로 키운 유기농 당근

로 쓰는 곳이다. 거꾸로 분뇨 거름을 적게 쓸수록 농약을 칠 필요가 줄고, 식물성 비료를 주로 쓰는 곳일수록 병충해가 줄어드는 경향이 있다.

따라서 유기비료도 성분에 따라 천차만별이라는 사실을 알아야 할 필요가 있다. 유기농 채소를 먹더라도 식물성 비료로 키웠거나 식물성 비료의 비율이 높은 것을 골라서 먹기 바란다.

자연재배한 작물도 썩는 경우가 있다. 자연재배한 기간이 짧으면 이전에 사용한 비료나 농약이 채소에 들어갈 가능성이 있다. 땅속에 남아 있던 비료가 부패의 원인이 되는 것이다.

거쳐야 할 과정을 제대로 거친 채소

맛있는 채소를 가리는 요령 한 가지를 소개한다. 손에 들었을 때 묵직하게 느껴지는 채소가 바로 맛있는 채소다.

채소가 자기 힘으로 자랄 때는 세포분열을 되풀이하며 느긋하게 생장하기 때문에 알맹이가 튼실하게 들어찬다. 다만 이것은 어디까지나 채소가 자기 힘으로 자랄 때 해당하는 이야기이며, 여기서 '자기 힘'이란 말은 비료를 더하지 않고 자란다는 뜻이다.

　비료를 주지 않고 자연재배한 채소는 땅에 착실하게 뿌리를 뻗어서 자기 힘으로 양분을 빨아들이며 자라기 때문에 생장 속도가 다소 느리다. 하지만 느릿한 만큼 햇빛을 듬뿍 받으며 알차게 자라기 때문에 맛도 뛰어나고 생명력 또한 흘러넘친다.

　생장 속도는 얼마나 차이가 날까? 예를 들어 자연재배한 무는 일반재배한 무보다 1~3주 수확이 늦어진다. 때에 따라서는 한 달쯤 늦어지기도 한다.

　비료를 주면 생장 속도가 훌쩍 빨라진다.

　채소가 자라는 데 필요한 시간이 사람 눈에는 더디게만 보일지도 모른다. 하지만 그 시간이야말로 채소가 참모습을 갖추는 데 필요한 조건이다. 어쩌면 빨리 수확할 수 있다는 것 자체가 이상한 일이 아닐까?

　칼로 썰었더니 구멍이 숭숭 난 토마토를 본 적이 있을 것이다. 이것은 비료가 생장을 앞당겼기 때문이다. 빠르고 크게 자랐다는 말은 원래 거쳐야 할 세포분열 과정을 빠뜨렸다는 이야기이다. 거쳐야 할 과정을 거치지 않았기 때문에 작물에 틈이 생기고 말았다.

또 껍질과 과육이 딱 붙어 있지 않고 엉성하게 틈이 벌어진 밀감을 본 적도 있을 것이다. 비료의 효과 때문에 과실의 균형이 무너져서 껍질의 생장 속도를 과육이 따라잡지 못한 증거다. 원래 속도로 자란 밀감은 껍질과 과육이 딱 달라붙어 있다.

틈이 없고 열매가 꽉 들어찬, 거쳐야 할 과정을 제대로 거친 채소와 과일이 당연히 맛있다. 과정을 빠뜨리면 좋은 것을 만들 수 없다. 채소는 내게 이런 가르침을 주었다.

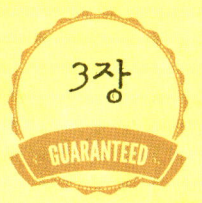

3장

비료가 없어도 채소는 자란다 - 흙

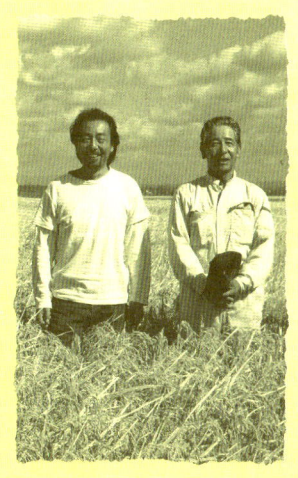

아키타 현에서 자연재배 농법으로 벼농사를 짓는 이시야마의 넓은 논.
왼쪽이 저자, 오른쪽이 이시야마이다.

농약과 비료 없이 채소가 어떻게 자랄까?

"그럼 농약도 쓰지 않고 비료도 쓰지 않고 어떻게 채소 농사를 짓습니까?"

이런 질문을 종종 받는다.

앞서 말했듯이 나는 20년 전부터 전국을 돌아다니며 많은 생산자를 만나 자연재배에 관해 이야기를 나누었다.

지금은 30년 넘게 자연재배로 농사를 지어 온 자연재배 농법의 일인자로 '자연농법 나리타 생산조합'을 운영하는 다카하시 히로시, 아키타 현 오가타에서 약 20헥타르(약 60000평)에 이르는 드넓은 논에 자연재배 농법으로 벼농사를 짓는 이시야마 노리오, 히로시마 현에서 자연재배 농법으로 과실 농사를 짓는 도호 마사노리 등과 함께 전국의 유기재배 농가와 일반재배 농가 사람들에게 자연재배 농법을 알리고 있다.

지금까지 다양한 생산자들을 만났지만 이제 막 농사에 뜻을 둔 초보 농사꾼이나 몇십 년 동안 농사를 지은 노련한 농사꾼이나 모두 한결같은 질문을 했다.

"농약도 비료도 없이 도대체 어떻게 하면 채소 농사를 지을 수 있단 말입니까?"

그렇다면 실제로 농약도 비료도 없이 채소나 과실 농사를 어떻게 지을 수 있을까? 지금부터 '자연농법 나리타 생산조합'의 다카하시 히로시 곁에서 공부하고, 20년에 걸쳐 다양한 생산자들과 교류하고 경험을 나누며, 이런저런 시행착오를 거쳐 마침내 익힌 나의 자연재배 농법에 관해서 좀 더 구체적으로 소개해 보겠다.

시작은 흙에서 불순물을 빼는 것

자연재배 농법에서는 화학비료, 유기비료, 소·닭·돼지·말·사람의 분뇨, 생선가루, 육골분(가축의 도축 과정에서 생긴 뼈, 내장 등의 부산물을 갈아 말린 것 — 옮긴이), 깻묵, 해초, 쌀겨 등의 원료, 한방 약재를 함유한 농약 등을 전혀 사용하지 않고 채소나 과실을 기른다.

자연재배를 하려면 그 밭에 지금까지 들이부은 비료와 농약 같은 불순물을 먼저 없애야 한다. 즉 불순물을 제거함으로써 흙을 원래 상태로 되돌리는 것이다. 산이나 들에 자라는 식물처럼 채소나 과실이 자랄 수 있는 환경을 갖추는 일이라고 생각하면 이해하기 쉽다. 자연의 섭리대로 작물이 자랄 수 있게끔 흙을 깨끗하게 하는 데서 자연재배는 시작된다.

그런데 이런 이야기를 하면 생산자들은 대부분 불가능한 일이라고 한다. 비료 없이 채소가 자랄 리 없다고 고개를 내젓는다. 하지만 그렇지 않다. 흙 만들기만 제대로 하면 비료를 쓰지 않아도 틀림없이 자란다.

그렇다면 지금까지 몇 년, 몇 십 년 동안 농약과 비료를 들이부은 밭도 자연재배를 할 수 있을까? 이것도 흔히 듣는 질문이다.

물론 할 수 있다.

다만 비료를 뿌리지 않는다고 해서 지금까지 밭에 꼬이던 벌레가 금세 없어진다거나 쓸모없는 잡초가 자라지 않는다거나 하는 일은 결코 없다.

그래도 흙 속에 남아 있는 불순물을 남김없이 빼내서 깨끗한 상태로 되돌리면 벌레도 없고 잡초도 자라지 않는 그런 날이 반드시 온다.

이물질이 들어 있는 흙은 결림과 냉증이 있는 사람의 몸과 같다

자연재배는 먼저 흙을 일구는 데서 시작한다.

그래야 밭 어디쯤에 지금까지 뿌린 비료 성분이 쌓여 있는지 알 수 있다.

대개 일정한 깊이까지 파면 딱딱한 층이 나온다. 지면에서 그곳까지 깊이 10센티미터마다 온도와 굳기를 재어 보면 희한한 사실을 알 수 있다.

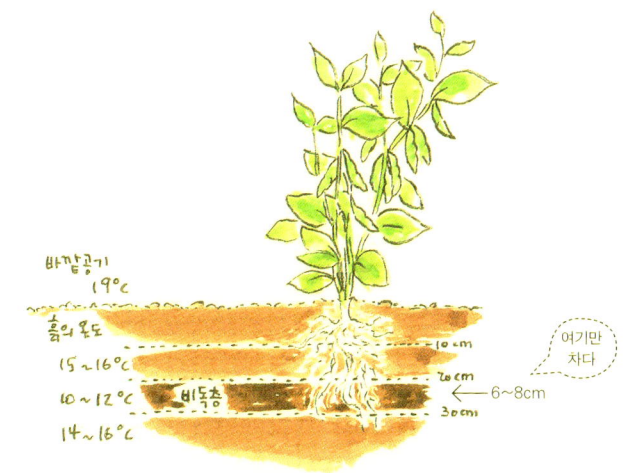

비료 성분이 쌓여 있는 흙은 차다

예컨대 바깥 공기가 19도일 때 지면에서 10센티미터 깊이에 있는 흙의 온도는 15~16도, 20~30센티미터 깊이에 있는 부분이 10~12도, 30센티미터보다 깊은 부분이 14~16도라는 결과가 나온다.

어쩐지 이상하지 않은가?

지면에서 땅속으로 차츰 들어가다 보면 도중에 흙의 온도가 급작스럽게 낮아졌다가 다시 올라가는 지점이 나온다. 흙의 온도는 지구 중심에서 원만하게 전달될 터인데 아무래도 이상하다. 체온이 아니라 지온이라서 그다지 크게 다가오지 않을지 모르지만 그렇다고 하더라도 5도라는 온도 차이는 제법 크다.

땅속의 다른 부분보다 차고 딱딱한 부분. 사실은 여기가 비료나 농약 같은 이물질이 경운기 사용과 맞물려서 쌓인 층이다. 우리는 이것을 '비독층(肥毒層)'이라고 부른다. 사람으로 치면 '어깨 결림 같은 응어리나 냉증'이 있는 부분이라고 할 수 있다.

사람의 몸을 떠올려 보자. 신진대사가 원활하지 않고 혈액순환이 나쁘면 노폐물이 쌓이고 몸이 식는다. 이것과 똑같은 일이 땅속에서도 벌어지고 있다. 이래서야 채소에 에너지가 제대로 공급될 리 있겠는가. 게다가 찬 땅에서 자란 채소는 그다지 맛있을 것 같지도 않다.

비료와 농약에 의존하지 않는 흙을 만들려면 무엇보다 비독층을 없애는 일이 가장 중요하다. 이토록 중요한 일이 하루아침에 이루어질 리 없다. 나도 모르는 사이 조금씩 응어리진 어깨 결림처럼, 쌓이는 데 시간이 걸린 만큼 없애는 데도 어느 정도 시간이 걸리기 마련이다.

그러므로 밭에 얼마나 오랫동안, 얼마나 많은 비료와 농약을 넣었느냐에 따라서 흙이 깨끗해지는 데 걸리는 시간이 달라진다. 이렇게 되면 자연재배로 바꾸고 나서 채소의 수확량을 안정적으로 확보하기까지 걸리는 시간도 당연히 달라진다.

흙에서 '비독', 즉 비료의 독성이 전부 빠지기 전까지는 비료나 농약을 쓰던 때와 똑같이 벌레가 꼬이기도 하고 잡초가 자라기도 한다. 미처 빼지 못한 비료의 독성이 아직 유효하기 때문이다.

유기재배의 함정

비독층에서는 흥미로운 현상을 한 가지 더 볼 수 있다.

이전에 사용한 비료가 화학비료일 때는 땅속에 뚜렷한 층이 형성된다. 원재료가 자연의 것이 아니므로 흙과 분리해서 한곳에 모인다. 그래서 눈으로도 확인할 수 있을 만큼 뚜렷하게 비독층이 형성된다.

한편 유기비료를 썼을 때는 층이 따로 만들어지지 않는다. 즉, 비독이 여기저기 흩어져 있다. 장소가 불규칙해서 비독층이라고 분명하게 말할 수 있는 층을 찾기가 어렵다.

왜냐하면 유기비료의 원료가 동물의 배설물을 비롯해서 대부분 자연에서 유래한 것이기 때문이다. 뚜렷한 이물질인 화학비료와 다르다. 유기비료를 이물질로 인식하기 어려운 흙이 제 속으로 비료를 거두려 하고, 그래서 비독이 여기저기 흩어지는 것이 아닐까 싶다.

20년 넘게 자연재배로 작물을 가꾼 여러 농가를 살펴보니 이러한 현상이 일어난다는 사실을 깨달았다. 유기비료는 효과가 바로 나타나지 않지만 효과를 보이기 시작하면 오래도록 지속되기 때문에 좀처럼 벌레 피해에서 벗어날 수 없다. 유기비료의 함정이 바로 여기에 있다.

단 유기비료도 질이 좋은 것부터 좋지 않은 것까지 다양하고, 비독이 많은 것과 적은 것으로도 나눌 수 있다.

비독이 많은 것으로는 동물 분뇨로 만든 퇴비, 적은 것으로는 식물에서 나온 원료로 만든 비료를 꼽을 수 있다. 실제로 병충해에 시달리는 밭은 대부분 동물성 분뇨 퇴비를 쓴 곳이다. 거꾸로 말하자면 분뇨 퇴비를 적게 쓸수록 농약을 쓸 필요가 줄어든다. 아울러 식물성 비료를 쓸수록 병충해가 줄어드는 경향을 보인다.

자연 상태를 떠올려 보자. 자연에는 당연히 동물의 사체나 배설물이 곳곳에 떨어져 있다. 하지만 자연에 존재하는 흙 전체를 생각하면 그 양이 그다지 많지 않다. 그러나 그것을 원료로 유기비료를 만들어 밭에 잔뜩 뿌리면 이야기가 달라진다. 동물 사체나 배설물이 많이 떨어져 있을 리 없는 곳에 인위적으로 엄청난 양을 떨어뜨리는 이런 행위는 흙이 지닌 균형을 무너뜨리는 일이다.

유기비료를 사용하지 않은 지 몇 년이 지난 땅이 여전히 병충해에 시달리기도 한다. 효과가 서서히 나타났듯이 비독도 서서히 빠지는 전형적인 사례다. 그러다 보니 자연재배로 옮겨 가는 도중에 싫증을 내거나 "역시 비료나 농약이 없으면 농사를 지을 수 없어." 하고 포기하는 생산자도 있다.

하지만 이것은 땅을 깨끗하게 만들기 위해 반드시 거쳐야 할 정화 작용이다. 자연재배로 바꾸려면 이 단계에서 인내심이 필요하다.

흙의 응어리를 푸는 방법

자연재배를 하던 어느 농부의 밭에서 자라던 무가 어느 날 갑자기 선충에 감염되어 큰 피해가 발생했다.

10년 동안 비료를 쓰지 않고 자연재배로 채소를 기른 밭으로 지금까지 해충 한번 생긴 적이 없었는데 10년째 되는 해에 갑자기 무가 선충에 당한 것이다. 열심히 채소를 가꾸던 농부도 고개를 갸웃할 뿐이었다.

이 밭은 옛날에 채소를 유기재배하던 곳이었다. 그래서 아마도 옛날에 뿌렸던 유기비료의 비독이 이제야 나온 것이 아닐까 싶다. 이번에 발생한 선충은 마지막 청소를 하러 온 것이 아닐까? 이러한 추측에 대한 답은 이듬해에 확인할 수 있었다. 지난해의 피해가 마치 거짓말이었던 것처럼 훌륭한 무를 얻을 수 있었던 것이다.

그러면 비독층을 없애려면 어떻게 해야 할까? 이것이 다음 문제다.

자연재배는 어디까지나 영농을 위한 재배법이다. 자급자족을 위한 농사라면 비독이 빠지기를 줄곧 기다릴 수 있을지도 모른다. 하지만 농산물을 가꾸어 내다 팔고 그 수입으로 먹고 사는 농민에게 작물을 기를 수 있느냐 없느냐는 그야말로 사활이 걸린 문제이다. 비독이 빠지기만 하염없이 기다려서야 생계를 꾸릴 수 없다. 하루라도 빨리 비독층을 없애야 한다.

비독을 빼내려면 어떻게 해야 하는가? 자연재배 농법에서는 열심히 밭을 간다. 사람으로 치면 뭉친 부분을 주물러서 막힌 혈관을 풀고 노폐물을 배출하는 원리다.

넓은 농지를 사람 손으로 갈다가는 아무리 세월이 흘러도 비독을 없앨 수 없으므로 플라우(plow, 트랙터 등으로 끌면서 흙을 절삭·반전·파쇄하는 농기계 -- 옮긴이)나 서브소일러(subsoiler, 심토쟁기 또는 심토파쇄기 -- 옮긴이) 같은 농기계를 이용해 비독층을 부순다.

야생에서 자란 채소보다 더 맛있는 채소

'자연재배라면서 기계를 쓰는 건가?' 하고 의아해 하는 사람도 있을 것이다. 생산자 중에는 밭을 갈지 않고 자연 그대로 내버려 두는 것이 진정한 자연이라고 생각하는 사람도 분명히 있다.

그렇지만 자연재배는 방임과 다르다. 사람이 먹을 채소를 기르고, 그것으로 수입을 얻어 생계를 꾸리기 위한 재배법이므로 어느 정도 안정된 양을 수확해야만 한다. 이것은 넓은 면적의 밭이나 논을 자연스러운 형태로 되돌리는 일로도 이어진다. 그렇기 때문에 손 놓고 무질서한 상태로 그냥 내버려 두어서는 안 된다. 여기에는 질서가 필요하다. 그리고 질서를 만드는 일을 거드는 것이 바로 인간의 역할이다.

그러므로 자연재배는 단순히 옛날 방법으로 회귀하는 농법이 아니다. 과거에 저질렀던 잘못을 반성하고, 농약이나 비료로 자연을 조절하려 하지 않으며, 인간이 걸어 온 역사 속에서 생겨난 지혜를 활용한다. 말하자면 자연과 공생하기 위한 새로운 농법이 바로 자연재배 농법이다. 우리 인간도 자연의 일부인 만큼 자연재배는 인간이 자신의 존재를 부정하지 않도록 올바른 자리를 마련해 주는 농법이라고 할 수 있다.

하던 이야기로 되돌아가자.

기계로 부순 비독층을 그대로 내버려 두면 몇 년 후에 다시 딱딱하게 굳고 만다. 그러므로 이때 콩, 밀, 보리 등을 심어서

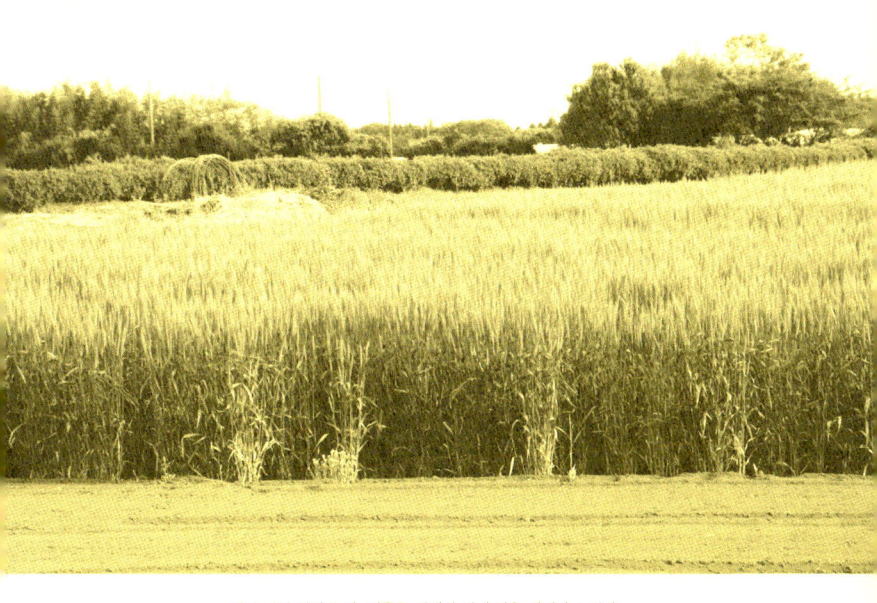

지바 현의 실험 농지. 비독을 빼내기 위해 밀을 재배하고 있다.

식물의 뿌리가 비독을 빨아들이게 만든다. 콩은 부서진 비독 덩어리를 다시 잘게 부수고, 뿌리가 곧게 자라는 밀이나 보리는 잘게 부서진 비독을 뿌리 힘으로 빨아들여 바깥으로 내보낸다. 예로부터 보리가 흙을 청소해 주는 작물이라고 불린 이유를 이제 알 수 있을 것이다.

자연재배를 시작한 생산자는 비독층이 없어지면서 작물의 수확량이 많아지고 질도 좋아졌다고 입을 모아 말한다.

자연재배는 자연과 인간의 협업이다. 자연과 인간이 힘을 모으면 야생의 채소보다 더 맛있는 채소가 자란다. 자연과 순조롭게 공생할 수 있고 인간이 원하는 바도 이룰 수 있다. 어떤 의미로는 매우 욕심 많은 농법이다. 하지만 자연을 파괴하지 않고 존중함으로써 우리는 자연에게서 이토록 멋진 상을 받을 수 있다.

흙이 깨끗해지면 지렁이는 자연히 없어진다

비독층이 없어지고 흙이 원래 상태를 되찾으면 다음과 같은 상태가 된다.

- **부드럽다**
- **따뜻하다**
- **수분이 적당하고 배수가 잘된다.**

이것이 흙의 이상적인 상태이다. 비독층이 없어짐에 따라 흙은 이상적인 상태에 점점 가까워진다. 신진대사가 잘 되고 혈액순환이 원활한 사람의 피부가 따뜻하고 부드러운 것과 같다.

이바라키 현 나메가타 시 북서부에 있는 다마즈쿠리라는 동네에서 12년 동안 자연재배로 농사를 짓고 있는 다가미 도시카즈의 밭에서는 씨앗을 뿌리거나 모를 심지 않는 시기에 유치원 운동회가 열린다. 아이들이 웃으며 맨발로 달릴 만큼 흙이 부드럽고 따뜻하기 때문이다.

실제로 밭에 들어가 보면 발 딛는 자리가 5센티미터 정도 폭신하게 꺼진다. 흙 속에 손을 넣어 보면 온기가 슬쩍 느껴진다. 이렇다 보니 채소가 뿌리를 땅속 깊숙이 죽죽 뻗어서 양분을 척척 빨아들일 수 있다.

흙은 자연에 가까울수록 따뜻하고 부드럽다. 더불어 자연재배로 바꾼 생산자는 한 가지 사실을 더 실감할 수 있다. 바로 벌레가 줄었다는 점이다.

이보다 기쁜 일도 없을 터인데 일반 생산자 중에는 "지렁이가 많은 흙이 좋은 흙이다."라고 생각하는 사람도 있고 유기재배를 한다며 일부러 지렁이를 밭에 푸는 사람도 있다.

흙이 진화할 때 지렁이가 매우 중요한 역할을 하는 것은 틀림없는 사실이다. 하지만 지렁이가 굳이 일하지 않아도 되는 흙이야말로 농작물을 기르기에 적합한 흙이다. 지렁이가 잔뜩 있는 동안은 아직 흙이 온전하지 않은, 그만큼 분해할 것이 많

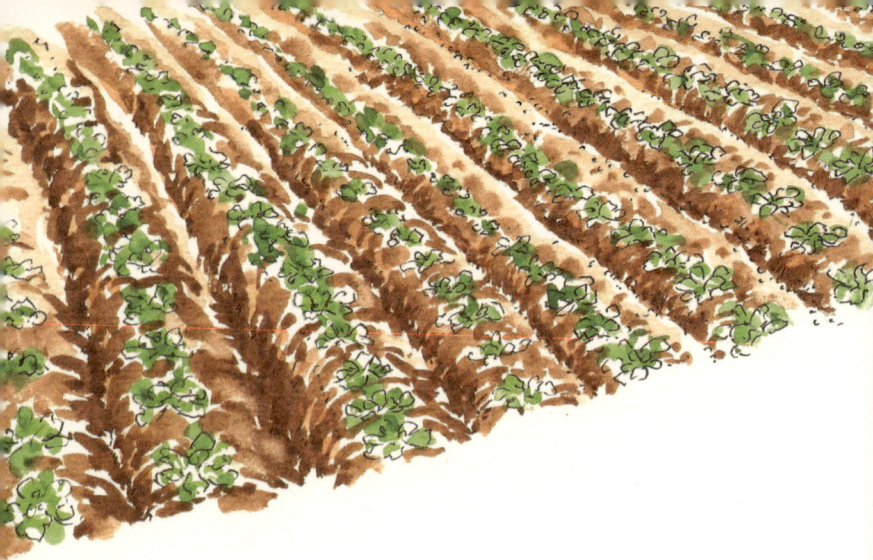

은 흙이라는 뜻이다.

자연농법 나리타 생산조합의 다카하시가 가꾸는 밭에서는 지렁이를 거의 찾아볼 수 없다. 지렁이가 눈에 띄지 않는 흙이야말로 진짜배기 흙이다.

역사가 있는 흙이 맛있는 채소를 만든다

이런 일이 있었다. 경작을 포기한 땅을 물려받은 농부가 자연재배를 시작하고자 정성껏 땅을 일궈 흙을 만들었다.

채소의 씨앗과 모를 심고 농약과 비료도 쓰지 않으며 열심히 가꾸었지만 어쩐 일인지 작물이 자라지 않았다. 그 농부는 "역시 비료 없이 농사를 짓는 건 불가능한 일이 아닐까?" 하는 생각이 들어 나에게 상담을 하러 왔다. 그 사람과 함께 밭으로 가서 요모조모 조사했더니 뜻밖의 사실이 드러났다. 그 밭은 일찍이 논으로 쓰였던 땅이었다.

논을 밭으로 만들기란 좀처럼 쉬운 일이 아니다. 어째서일까? 바로 흙이 다르기 때문이다. 오랜 세월에 걸쳐 키우는 작물에 어울리는 상태가 된 흙은 성질이 그리 쉽게 바뀌지 않는다.

자연재배의 원칙은 야산의 초목을 본보기 삼아 '시들어 가는' 작물을 재배할 수 있는 세계를 밭에 재현하는 것이다. 그러려면 채소에게 자연스러운 환경, 즉 자연과 조화를 이루는 상태를 갖추는 일이 중요하다. 논의 흙은 채소에게 자연스러운 상태가 아니다.

농약이나 비료에 병들지 않는 흙 만들기도 물론 중요하지만 그게 전부는 아니다. 채소를 기르기 위한 흙을 만들 때 논의 흙이나 산의 흙을 쓰면 잘 되지 않는다. 농약과 비료만 쓰지 않으면 괜찮지 않느냐고 말하는 사람이 있을지도 모르지만 산의 흙과 들판의 흙과 물가의 흙은 구조가 다르다.

예를 들어 산을 깎아서 농지를 만들어도 작물이 금세 자라지는 않는다. 산을 무너뜨리는 과정에서 토층이 교란되었기 때문이다. 그 상태에서 실제로 채소를 경작하기에 적합한 흙을 만들기까지는 시간이 제법 걸린다.

흙을 진화시키기 위해 풀이 자연스레 자라고, 오랜 세월에 걸쳐 자라나는 풀의 종류가 바뀌고 나서야 이윽고 농지가 된다. 흙이 진화하는 데에는 '1센티미터에 100~200년'이라는 긴 시간이 걸린다고 한다. 저절로 밭이 되기까지 잠자코 지켜보고만 있으면 세월이 얼마나 걸릴지 도무지 알 수 없다. 그래서 선인들은 땅을 갈고 퇴비를 뿌려서 흙을 진화시켰다.

원래 채소는 들판에서, 벼는 물가에서, 과수는 산에서 자라야 맞다. 따라서 저마다 흙의 구조가 다를 수밖에 없다. 흙은 그 자리에서 자란 식물이 시들어 오랜 세월 쌓여서 만들어진 것이기 때문이다.

들판의 흙에는 채소가 시든 것이, 논의 흙에는 벼가 시든 것이, 산의 흙에는 과수가 시든 것이 쌓여 흙을 바꾸고 다시 흙을 만든다. 흙은 거기서 자라는 식물이 만든 것이므로 성질을 쉽사리 바꾸지 못한다.

흙이 다르면 기를 수 있는 채소도 다르다

흙이 탄생하기까지의 이야기는 그야말로 장대하다.

지구가 탄생한 약 46억 년 전, 흙은 없었다고 한다. 전부 돌이었다. 그 돌에 빛과 물이라는 요소가 더해지고, 지구 바깥의 에너지를 거두어들이는 태양과 달이라는 조건이 갖추어지자 돌 위에 생물이 태어났다. 그것이 잿빛을 띤 이끼의 일종인 지의류였다고 한다. 이런 미생물이 태어나 죽고 부패하는 과정을 통해 돌이 진화해 식물이 살 수 있는 상태가 되었다. 그 식물이 시들어서 지면에 흡수되어 흙이 만들어졌다고 한다. 이렇듯 흙이 탄생한 것이 약 4억 년 전이라고 하니 그야말로 엄청난 과정을 거친 것이다.

지금 존재하는 숱한 산에서도 1헥타르당 연간 6~7톤의 시든 풀과 나무, 나뭇잎이 땅에 떨어져서 흙을 만든다. 가지나 나뭇잎은 흙을 부드럽고 따뜻하게, 그리고 물기를 유지할 수 있게끔 해 준다. 그렇게 흙이 됨으로써 초목은 다음 세대에 또 생명을 이어 갈 수 있다. 산에 가 보면 떨어진 나뭇가지나 나뭇잎이 생태계의 순환 과정에 필요하다는 사실을 쉽게 알 수 있다.

비료 대신 나뭇가지와 나뭇잎이 흙과 식물이 살아가는 데 필요한 퇴비의 역할을 한다. 단 이것은 어디까지나 산에 존재하는 생태계의 순환 과정이다. 들판의 생태계와 산의 생태계는 다르다. 만약을 위해 이 점도 미리 말해 둔다.

들판이 진화해서 만들어진 흙이라 하더라도 아무 채소나 기를 수 있는 것은 아니다. 흙의 상태에 따라 기를 수 있는 채소도 물론 달라진다. 그렇기 때문에 자연재배에서는 토양 진단을 해서 토양에 점토 성분이 많은지 석회 성분이 많은지 모래 성분이 많은지 확인한 뒤 그 성질에 걸맞은 채소 종류를 선택한다.

채소가 자라는 데는 흙뿐 아니라 그 땅의 기후, 풍토, 자연환경 모두가 관여한다.

오키나와 아마미오 섬 등지는 망고나 파인애플이 특산이라거나 미우라 반도 등지는 양배추가 특산이라는 등 일본의 면적이 좁다고는 해도 지역에 따라 재배되는 채소나 과실의 종류가 달라진다.

이 차이는 그 작물이 원래 자라던 토지의 환경, 즉 원산지 환경에서 비롯된다. 망고나 파인애플은 원산지가 열대 기후 지역이므로 일본에서도 연간 평균 기온이 높은 남쪽 지역에서 주로 재배된다. 또 양배추의 원산지는 지중해 연안이다. 따라서 미우라 반도처럼 바다에 가까운 땅에서 잘 자라고 병에도 잘 걸리지 않는다. 그야말로 '적재적소'란 말이 딱 맞아떨어진다.

토지나 환경에 맞는 채소를 길러야 사람도 채소도 힘들지 않다. 안정적인 수확량을 확보할 수 있을뿐더러 오래도록 농사를 지을 수 있다.

요즘에는 비닐하우스 같은 것을 이용해 그 땅에 맞지 않는 작물을 키우는 사례가 많은데, 자연재배에서는 당연히 적합한 채소가 무럭무럭 자랄 수 있는 환경에서 재배하는 것을 으뜸으로 친다.

같은 밭에서 같은 채소를 계속 기른다

같은 밭에서 해마다 같은 채소를 기른다. 당연한 일 아니냐고 되묻는 사람이 많겠지만, 농업의 세계에서는 꼭 그렇지 않다. 일반 재배나 유기재배에서는 밭의 한곳에 특정 채소를 계속 가꾸는 연작을 하면 병에 걸리기 쉽다고 한다. 이런 현상은 특히 무나 감자 같은 뿌리채소를 재배할 때 자주 나타난다. 그래서 이러한 연작 장애를 피하기 위해 밭을 바꾸어서 재배하는 일이 일반적이다.

하지만 들이나 산에서 자라는 초목은 매년 같은 장소에 모습을 드러낸다. 만약 정말 연작이 식물에게 좋지 않은 일이라면 들판이나 산의 초목은 왜 매년 같은 자리에서 자랄까?

같은 식물인데 어째서 채소에만 연작 장애가 일어날까?

지금까지 이야기한 것과 같은 이유이다. 밭에 농약과 비료를 많이 뿌렸기 때문에 토양의 생태계, 자연의 균형이 무너진 데다 연작으로 인해 밭 한곳의 상태가 오래 지속되었기 때문에 병에 걸리는 것이다.

자연에서는 같은 세계가 거듭 펼쳐짐으로써 식물의 생태가 그 환경에 적합해진다. 이것은 지극히 당연하고 자연스러운 현상이다.

채소도 같은 자리에서 계속 기르면 그 자리의 토양에 점점 익숙해진다. 그렇기 때문에 흙이 만들어지는 데 맞춰 계속 연작하는 것이 바람직하다. 연작하는 것이 실제로 수확량도 많

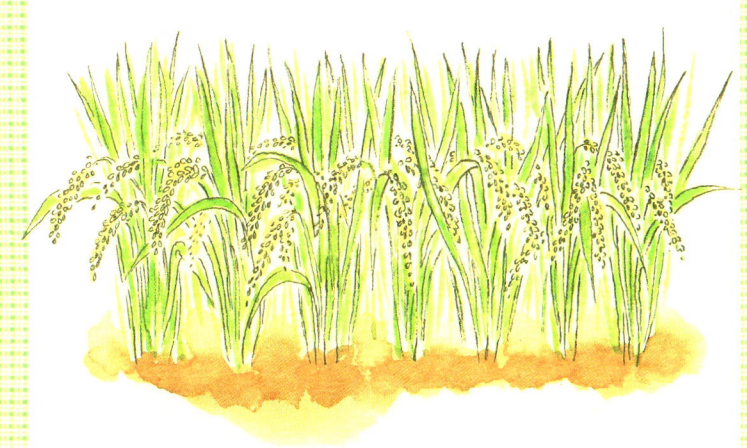

아지고 채소 질도 좋아진다는 연구 결과도 나와 있다.

수확량이 많은 자연재배 농지

"비료를 안 주면 수확량이 줄지 않을까요?"

"무농약, 무비료로 정말 매년 안정적으로 수확할 수 있을까요?"

생산자들에게서 이런 질문을 자주 듣는다.

실제로 무농약, 무비료에 매력을 느끼면서도 영농이 가능한 안정적인 수확량을 올릴 수 있을지 불안해 하는 생산자가 적지 않다. 그러나 그런 불안과 달리 자연재배로 채소를 키우면서도 비료를 사용해 키울 때의 70~80퍼센트, 또는 그 이상의 수확량을 거두는 생산자도 있다.

실제로 20년 동안 유기재배를 계속 하다가 조금씩 자연재배로 바꾸어 지금은 온전히 자연재배만 하는 생산자도 있다. 아키타 현 오가타에서 자연재배로 벼농사를 짓는 이시야마 노리오의 이야기이다. 20헥타르에 이르는 드넓은 논 가운데에는 평균을 웃도는 수확량을 올리는 논도 있다.

일본에서도 쌀 산지로 이름난 오가타는 유기농 벼농사가 성한 지역이다. 유기농업 생산자들에게 둘러싸인 채 홀로 자연재배로 작업 방식을 바꾸는 일이 결코 쉽지는 않았을 것이다. 농업은 그 지역 공동체에 속하지 않으면 해 나가기 어렵다. 게다가 밭에 갑자기 비료를 주지 않으니 주위에서는 "저 사람 대체 어쩔 셈이지?" 하고 고개를 절레절레 흔들었을지도 모른다. "비료를 주지 않으면 식물이 흙의 양분을 착취할 뿐이므로 언젠가 양분이 없어진다."고 으레 생각했을 것이다.

그러나 이시야마는 자연재배로 이행하는 데 멋지게 성공했다. 탐스러운 벼이삭이 알알이 영글어 가는 아름다운 논을 얻어 낸 것이다. 지도자 기질을 타고난 그는 다른 농가에게도 비법을 전수하는 등 자연재배의 폭을 넓히고 있다. 이시야마가 자신의 논에서 제대로 수확량을 확보할 수 있음을 보여준 결과이다. 전국에서도 이시야마 같은 생산자가 조금씩 늘고 있다.

"농약과 비료를 주지 않는데 어떻게 수확량을 확보하는 게 가능한가?" 생산자뿐 아니라 누구나 가질 법한 의문이다. 그 이유와 더불어 비료를 주지 않아도 채소가 자란다는 사실, 게다가 병충해가 없어지고 영양가도 훌쩍 높아진다는 사실을 알고 나면 "그럼 비료는 대체 뭐람?" 하는 생각이 저절로 들 것이다.

하지만 자연재배를 실천하기란 솔직히 어지간한 노력으로는 힘들다. 상당한 정신력도 필요하다.

흙에서 비료 성분을 없애는 동안에는 전보다 벌레가 더 많이 꼬이거나 병에 더 잘 걸리기도 한다. 어느 정도 안정되었다 싶다가도 다시 피해가 생기기도 한다.

하지만 이러한 과정을 그저 난감한 일로 여겨서는 안 된다. 흙이 정화되는 과정이라는 원리를 믿어야 한다. 이 원리를 이해해야 시간이 지나가기를 기다릴 수 있다.

다소 관념적인 이야기지만, 인간은 대자연 속에서는 하찮은 존재일 뿐이다. 아무리 노력해도 어차피 자연을 내 마음대로 할 수는 없다. 벌레가 모여들어도, 잡초가 자라도, 농작물이 시들어도 그것과 싸우지 말고 받아들여야 한다. 그리하여 자연의 움직임이나 모습에서 새로운 방법을 배우는 편이 현명하다.

우리 인간은 자연이라는 틀 안에서 살아간다. 채소나 동물이 없으면 우리의 생명은 이어갈 수 없다. 이 점을 늘 기억해야 자연이 베푸는 은혜를 입을 수 있다. 흙이 되살아나면 농작물이 더욱 맛있어지고 인간은 그것을 맛있게 먹을 수 있다.

이 마음가짐을 농업기술로 구현하는 것이 농약도 비료도 쓰지 않고 채소를 기르는 자연재배의 가장 중요한 핵심이다.

나를 비롯해 농업에 종사하는 사람은 스스로가 자연의 일원이면서 동시에 자연에 존재하는 것들과 직접 관계를 맺고 있다. 그렇기 때문에 자연과 흙의 존재를 매우 친근하고 당연한 것으로 여기기 쉽다. 농업에 종사하는 사람이라면 모름지기 농업이 자연과 흙에서 생명을 만들어 내고 인간이 일용할 양식을 짓는, 다시 말해 인간의 생명을 가꾸는 생명산업이라는 사실을 잊지 말아야 한다. 이 사실만 잘 기억한다면 자연의 존재, 흙의 가치를 재확인할 수 있을 것이다.

자연재배와 '불경기재배'는 무엇이 다른가?

"자연농과 무슨 차이가 있습니까?"
"불경기재배와 어떻게 다릅니까?"

요즘에는 이런 질문을 듣는 기회도 많아졌다. 자연농은 자연을 모범으로 삼은 농업의 큰 틀을 가리키는 말로, 한 가지 농법만을 이르는 말이 아니다. 또 불경기재배(不耕起栽培)는 문자 그대로 땅을 아예 갈지 않는 농법을 가리킨다. 농약이나 비료를 쓰지 않는 점은 자연재배와 같지만 땅을 일구지 않는다는 결정적인 차이가 있다.

자연재배에서는 적극적으로 땅을 일구어 흙을 만든다. 적당한 시기에 제초도 한다. 이런 의미에서 자연재배는 사람 품이 들지 않는 재배법이 결코 아니다. 이 점이 아예 논밭을 갈지 않고 채소를 기르는 불경기재배와 큰 차이다.

"갈지 않은 땅이야말로 자연 그대로의 상태이다."라고 말하는 사람도 있다. 분명 틀린 말은 아니다. 하지만 내 생각은 약간 다르다.

자연은 내버려 두면 점점 질서를 잃는다. 그리고 다시 오랜 세월에 걸쳐 무질서한 상태를 질서 있는 상태로 되돌리려고 한다. 예컨대 나뭇가지는 내버려 두면 멋대로 죽죽 뻗는다. 그러다가 한계에 이르면 쓸데없는 가지를 시들게 한다. 이러한 순환이 끊임없이 이어진다.

채소도 똑같다. 채소의 순환 속도를 마냥 기다리기만 하면 우리는 좀처럼 채소를 먹을 수 없다. 그래서 슬쩍 사람이 거드는 것이다. 이때 주의해야 할 것이 자연의 질서를 무너뜨리지 않고 자연의 규칙을 따르는 방법으로 거들어야 한다는 점이다.

과실을 예로 들어 보자. 나무는 시든 나뭇가지나 나뭇잎을 떨어뜨릴 때 에너지를 가장 많이 쓴다. 나무가 제힘으로 나뭇가지나 나뭇잎을 떨어뜨려서 에너지를 많이 쓰면 다음 단계로 에너지를 전환하기 어렵다.

이때 사람이 쓸모없는 가지를 잘라 주면 나무는 에너지를 소비하지 않고 쌓아 둘 수 있다.

나뭇잎을 떨어뜨리는 일에 에너지를 쓸 필요가 없어진 나무는 그 에너지를 열매를 맺는 데 쓸 수 있게 되어 더욱 맛있는 열매를 주렁주렁 열리게 만든다.

자연의 성질을 알고, 그 성질을 살릴 수 있게끔 손을 보탬으로써 인간도 자연의 은혜를 누릴 수 있다. 인간이 자연의 순환 고리에 들어가는 의미가 비로소 생기는 셈이다. 이것이 자연재배이다.

지금까지의 농업에서는 더욱 맛있게, 더욱 많이 만들려고 할 때 비료를 사용했다. 비료를 주면 식물이 어떤 상태에 있어도 어느 정도 열매를 거둘 수는 있다. 이것은 사람의 관점에서 본 농업이다. 자연재배는 어디까지나 자연의 관점에서 바라보는 농업이므로 지금까지의 방법론과 당연히 정반대이다.

자급자족을 위해 채소를 가꾼다면 굳이 논밭을 갈지 않는 것도 한 가지 방법이 될 수 있다. 어느 쪽이 옳고 어느 쪽이 그르다는 말이 아니다. 하지만 작물을 내다 팔아 생계를 꾸려야 할 때는 사정이 다르다. 남에게 팔 수 있을 만큼 수확량을 올려야 비로소 많은 사람들에게 먹일 수 있다. 나는 대지의 기운이 넘쳐나는 채소를 한 명이라도 더 많은 사람들이 먹길 바란다.

따라서 흙을 갈아서 흙 속의 비독을 없애고 잡초를 뽑아서 채소가 싹을 틔우는 데 에너지를 쓸 수 있게 도와주는 편이 바람직하다고 믿는다.

열심히 자란 채소는 맛있다

"지금까지 먹어 본 적 없는 맛이다."
"얼마나 맛있는지 깜짝 놀랐다."
자연재배 채소를 처음 먹어 본 사람들에게서 종종 듣는 말이다.

채소도 야생동물과 똑같다. 야생동물은 먹이 주는 사람이 따로 없기 때문에 자기 힘으로 사냥을 해야 배를 채울 수 있다. 늘 조금은 굶주린 상태일 수밖에 없다. 그래서 사냥감을 발견하면 필사적으로 뒤쫓는다. 그렇게 스스로 살아갈 수 있는 힘을 익히

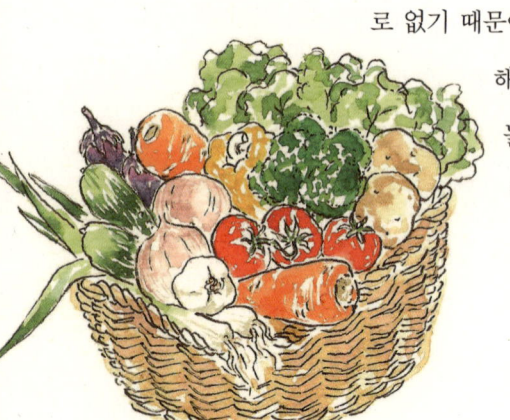

고 늠름하게 자라난다.

 자연재배한 채소가 생명력 넘치는 맛있는 채소가 되는 것도 이와 같은 이치다. 인위적으로 뿌린 비료의 힘을 빌리지 않고 자신의 뿌리를 있는 힘껏 뻗어서 원래 흙이 지닌 양분을 한껏 빨아들이며 자랐기 때문이다. 다소 굶주려 있기 때문에 스스로 영양분을 찾아서 땅속 깊숙이 뿌리를 뻗는다. 그럼으로써 강하고 단단하게 자란다.

 이것이 자연재배의 법칙이고 채소가 지닌 본래 모습이며 비료 없이 자연재배를 하더라도 채소가 탐스럽게 자라는 이유이다.

 아무것도 주지 않은 '흙 자체'가 바로 비료나 다름없다.

 뿌리가 씩씩하게 뻗어 나가면 토양미생물도 활발하게 움직이면서 흙을 데우고 부드럽게 만들기 때문에 식물은 뿌리를 더욱 쉽게 뻗을 수 있다. 그렇게 제대로 뿌리를 내리기 때문에 땅 위로 나온 부분도 건강하게 자란다. 채소 전체가 맛있게 자라는 것이다. 그리고 이때 매우 바람직한 순환이 이루어진다.

 자신의 힘으로 열심히 자란 채소가 맛이 없을 리 있겠는가.

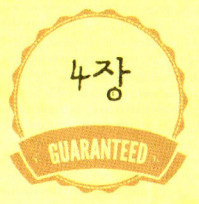

4장
생명의 릴레이 - 씨앗

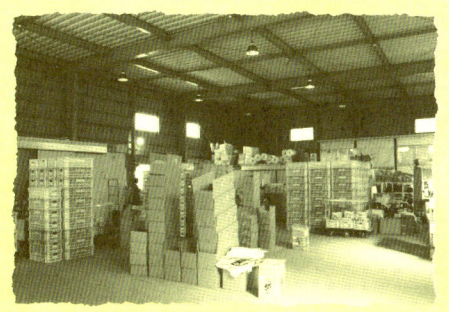

지바 현 아치마타 시에 있는 내추럴하모니 유통센터.
이곳에서 자연재배 채소가 전국의 소비자에게 배송된다.

씨앗을 물에 떨어뜨리면 물이 파랗게 변한다?

"씨앗은 농가에서 직접 거두세요. 자가채종을 하세요."

자연재배를 시작하려는 사람에게 늘 이렇게 부탁한다. 그러면 대부분 "그게 무슨 말입니까? 씨앗은 종묘상에서 사는 게 당연하잖아요?"라고 반문한다.

지바 현의 다카하시 밑에서 자연재배를 배우던 무렵의 이야기를 하나 하겠다. 그때 다카하시와 그의 동료들은 밭에 남아 있는 비료를 정화하는 방법을 여러모로 실험하고 있었다. 그들은 내게 흙뿐 아니라 씨앗에서도 비료 성분을 없애야 한다는 사실을 가르쳐 주었다. 벌써 26년 전의 일이다.

하지만 그로부터 제법 오랜 시간이 지난 지금도 유통되는 씨앗의 사정은 달라지지 않았다. 현재 유통되는 씨앗은 대부분 살충·살균 처리를 하거나 소독을 한다. 싹을 틔우기 전에 새에게 먹히거나 병충해를 입지 않게끔 미리 손을 써두는 것이다. 처리가 끝난 것을 구별할 수 있도록 착색 처리를 하기도 해서 물에 빠뜨리면 물빛이 녹색이나 파란색으로 변하기까지 한다.

이처럼 방충 및 살충 처리를 해야만 싹을 틔울 수 있다는 말은 곧, 3장에서 이야기했듯이 흙의 상태가 점점 나빠지는 밭이 많다는 뜻이기도 하다.

씨앗 단계에서 이런 처리를 해 놓으면 자연재배를 하기 위해 애써 흙에서 '비독'을 뺐더라도 소용이 없다. 씨앗에 뿌린 약도 비독이 되므로 흙에 다시 불순물이 들어가는 셈이다. 정화를 마친 밭에 이런 씨앗을 뿌리면 생육 초기 단계에서 진드기가 빽빽하게 꼬이기도 하고 허약하고 빛깔 나쁜 잎이 나오기도 한다.

자연재배를 할 때, 흙은 깨끗한데 벌레나 병이 나타난다면 흙 이외에 무언가 문제가 있다는 뜻이다. 벌레나 병은 씨앗에 농약이나 비료 성분이 남아 있음을 알려 주는 신호나 다름없다.

오이에서 흰 가루가 생기는 것은 자연스러운 일

자연 상태로 되돌아간 흙에 비독을 품은 씨앗을 심으면 채소가 제대로 자라지 못한다.

그렇기 때문에 정화가 끝난 흙에서 채소를 재배하려면 그 밭에서 기른 채소에서 거둔 씨앗을 쓰는 것이 가장 좋다. 농가에서 직접 씨앗을 받는 것을 '자가채종'이라고 하고, 자가채종이 되풀이되어서 주위 환경이나 밭의 흙에 적응한 씨앗을 '재래종' 또는 '고정종'이라고 부른다.

1장에서 이미 말했듯이 옛날에는 농부가 자기 밭에서 기른 작물에서 씨앗을 거두는 자가채종이 당연한 일이었다.

당시는 농산물과 같이 특정 지역에서 생산한 먹거리는 그 지역 시장에서 팔리고 유통 또한 거기서 마무리되었다. 그런데

1953년에 도쿄 중앙 도매 시장이 생겨나면서 시장이 일원화되어 지방의 농산물이 중앙으로 한 번은 모이게 되었다. 규슈에서 수확한 채소가 일단 도쿄로 갔다가 다시 규슈로 돌아오는 희한한 일이 버젓이 일어나게 된 것이다.

이런 상황 속에서 채소도 본래의 모습을 잃고 말았다. 오이를 예로 들어 보자. 오이는 원래 껍질이 부드럽고 금세 흐물흐물해지는 채소다. 그리고 벌레나 병에게서 자신을 보호하기 위해 과분(果粉, bloom)이라는 흰 가루를 만들어 낸다. 열매에서 자연스레 생기는 납 물질이다. 그런데 껍질이 부드러우면 운송할 때 부러지기 쉽고, 금방 흐물흐물해지면 시장에서 잘 팔리지 않는다. 게다가 과분이 있으면 소비자들이 농약이라고 착각해 싫어한다. 생산자로서는 난처하기 짝이 없는 일이다.

그래서 등장한 것이 껍질이 단단하고 과분이 없는, 이른바 '블룸리스(bloomless) 오이'다. 무수한 연구와 육종을 거쳐 마침내 이런 오이가 탄생한 것이다. 블룸리스 오이는 껍질이 두꺼운 만큼 보존성이 좋아서 생산자들에게 큰 환영을 받았다. 눈 깜짝할 사이에 시장을 휩쓸었으며, 현재 시장에서 팔리는 오이도 대부분 이 품종이다.

오이의 참맛은 아삭아삭한 얇은 껍질과 듬뿍 머금은 물기에 있었지만 이제 그 맛을 보기 어려워졌다. 음식의 맛보다 편의와 경제 효과를 중요하게 여긴 탓에 껍질이 단단한 오이가 시장을 온통 차지하고 말았다.

과분 없는 오이의 씨앗처럼 농가에서 직접 생산할 수 없는 씨앗이 필요해지기 시작한 것은 약 50년 전부터이다. 이 무렵 농가에서는 직접 씨앗을 거두는 일을 포기했다. 자가채종 관습은 점차 맥이 끊기고, 종묘회사에서 만든 씨앗을 사는 일이 어느덧 자연스러워졌다.

자손을 남기지 못하는 씨앗이 주류가 된 현실

종묘회사에서 파는 씨앗은 대부분 F1종이고, 이것이 현재 시장의 거의 100퍼센트를 차지한다.

어떻게 된 영문인지 오이를 예로 알아보자.

- **검푸른 색소가 특징인 오이**
- **휘지 않고 늘씬하게 자라는 모양이 특징인 오이**

위 두 가지 오이의 씨앗을 채취하고 각각의 특징을 결정짓는 유전자를 특화해서 재조합한다. 이렇게 만든 씨앗을 심어서 기르면 늘씬하고 검푸른 오이가 열린다. 감탄이 절로 나올 법도 하지만 이런 오이는 오직 한 번만 수확할 수 있다. 농가에서 씨앗을 직접 채취해서 이듬해 밭에 뿌려도 부모 세대와 모양이 똑같은 오이는 열리지 않는다. 오이가 지닌 생명의 다양성을 극한까지 쥐어짜서 억지로 뒤섞었기 때문에 유전자가 허약하기 짝이 없고, 나아가 생명의 릴레이가 어려워진 것이다.

부모와 다른 모양으로 태어나는 것은 그렇게라도 생명을 잇고자 제 나름대로 애를 쓴 결과일 것이다. 비록 상품으로 내다 팔지는 못하겠지만 그래도 F1에서 종자를 채취해서 심어 보면 모양이 다양한 오이가 잔뜩 열린다.

바꾸어 말해 F1종은 자손에게 자기 모습을 남기지 못하는 씨앗이다. 극단적으로 말하자면 모든 것의 근본이어야 할 씨앗이 자기 대에서 생을 마치게끔 만들어진 셈이다.

한편 고정종으로 키운 채소에서 씨앗을 거두어 심으면 그 채소를 빼닮은 채소가 자란다. 부모와 자식이 닮는 것은 당연한 일이다.

그러나 부모 채소와 자식 채소가 닮거나 말거나 인간에게는 중요한 일이 아니다. 수확량이 적거나, 혹은 닮았더라도 모양이 고르지 않으면 시장에 내다 팔기 어려우므로 하찮게 여긴다.

F1종을 심어 기른 토마토는 출하용 상자 하나에 중간 크기로 딱 스무 개가 들어간다. 운송 도중에 터지는 것을 막기 위해 껍질이 단단하고, 상자를 빈틈없이 채울 수 있도록 고른 크기로 자라게끔 씨앗을 설계했기 때문이다.

F1종을 만드는 데는 멘델의 제1법칙 '우열의 법칙'을 이용한다. 형질이 서로 다른 부모 사이에서 생긴 자식은 우열의 법칙을 따라 부모의 형질 중 우성만 나타나고 열성은 그늘에 묻힌다. 우성 유전자만 나타나게 해서 모양을 가지런하게 만든 것이 F1종 채소이다.

한편 이 F1종 채소에서 씨앗을 얻어 심으면 숨어 있던 열성 형질이 나타난다. 이것이 멘델의 제2법칙 '분리의 법칙'이다. 앞서 예로 든 오이도 온갖 형질에서 거듭 살아남은 열성유전자가 얼굴을 내밀기 때문에 F1에서 자가채종한 F2 세대는 겉보기에 모양이 들쭉날쭉하다. 이러니 농가에서는 해마다 씨앗을 살 수밖에 없다. 그래도 F2 세대, F3 세대, F4 세대로 끈기

있게 자가채종을 거듭하는 사람들이 있다. 그들의 경험에 따르면 F8 세대쯤 되면, 즉 한해살이인 오이를 예로 들었을 때 8년 정도 노력하면 들쭉날쭉하던 모양도 가지런해져서 상품용으로도 손색없는 씨앗으로 고정이 된다고 한다.

혹시 '터미네이터 테크놀로지'라는 말을 들어본 적 있는지 모르겠다. 미국에서 개발된 기술로, 이 기술을 개발한 목적은 씨앗을 따지 못하게 하는 것이다. '터미네이터 테크놀로지'로 생산한 씨앗으로 기른 작물에서 씨앗을 받아 심으면 싹이 트려는 순간 독소가 나와서 싹을 제대로 틔우지 못한다. 씨앗이 자살하게끔 유전자를 조작했다고 볼 수 있다. 농가에서는 스스로 씨앗을 얻지 못하기 때문에 결국 종묘회사가 생산하는 씨앗을 계속 살 수밖에 없다.

그런데 그 후에는 발아하는 순간 나오는 독소를 막는 약제가 개발되었다. 이 약을 씨앗에 뿌리면 순조롭게 싹을 틔우니, 농가에서는 또다시 이 약을 구입하지 않을 수가 없다.

우리 곁에 있는 유전자 재조합 농산물

 씨앗 시장에서는 여전히 F1종이 전성기를 누리고, 요즘에는 유전자 재조합 기술도 주류가 되었다. 미국이 개발한 '터미네이터 테크놀로지'도 그중 하나이다.

 요즘 콩이나 밀, 유채씨 등 유전자 재조합 농산물을 둘러싼 소동이 잊을 만하면 한 번씩 일어나는 바람에 농산물을 고를 때 신경 쓰는 사람이 많다. 하지만 씨앗에까지 유전자 재조합 기술이 쓰인다는 사실은 잘 알려져 있지 않아 피하기 어렵다. 채소를 비롯한 식물의 근본적인 부분인 씨앗이 이렇다 보니 안전한 식재료를 만나는 일은 그야말로 기적에 가깝다.

 그렇다면 유전자 재조합 기술이란 대체 무엇일까? 간단히 말해서 새로운 유전자를 끌어들여 그 형질이 나타나게 하거나, 내재성 유전자의 발현을 앞당기거나 억눌러서 형질을 새롭게 만드는 기술을 뜻한다.

 이를테면 벌레 피해를 막는 데 유효한 독소를 지닌 미생물의 유전자를 추출해서 그것을 감자나 콩의 유전자에 집어넣는다. 벌레에 강한 작물을 만들기 위해서다. 100도가 넘는 고온에서도 죽지 않는 박테리아의 유전자를 빼내서 작물에 넣으면 고온 지대에서도 쉽게 자라는 작물을 만들 수 있다.

이런 일은 인간이 일부러 조작하지 않는 한 자연에서는 결코 일어나지 않는다.

유전자 재조합 농산물에 주의를 기울여야 하는 이유는 무엇일까?

씨앗의 유전자를 재조합하면 제초제나 살충제를 뿌릴 필요가 줄어들어 농가로서는 작업하기가 매우 편해진다. 하지만 만약 살충독소가 들어간 식물이 꽃을 피우고, 그 꽃가루가 바람을 타고 멀리까지 날아간다면 어떻게 될까? 멀리 날아간 꽃가루는 거기서 자라는 풀이나 꽃과 수분해서 다시 꽃을 피울 것이다. 그리고 그 꽃가루가 날아가 다시 수분을 한다. 이 과정이 몇 번이고 되풀이되면 식물의 세계가 대체 어떻게 될까?

이러한 위험성 때문에 유럽을 비롯해 세계 여러 나라에서 유전자 조작 반대 운동이 일어났다. 하지만 금지되기는커녕 유럽연합 7개국에서도 2006년부터 2007년에 걸쳐서 유전자 조작 농산물의 재배 면적이 77퍼센트나 늘었다. 후생노동성도 인정했듯이 일본은 세계에서도 손꼽히는 유전자 재조합 농산물 수입국이다.

유전자 재조합 농산물의 생산량이 해마다 늘어나는 이유는 무얼까? 유전자 재조합 기술로 만든 씨앗이 병충해를 줄이고 수확량을 늘려서 생산성을 높이는 도구의 하나로 자리를 잡았기 때문이다. 아무리 위험하다고 목청을 높여도 사람은 더 편하고 효율 좋은 쪽으로 가기 마련이다.

편리한 것, 효율이 높은 것이 나쁘다고는 할 수 없다. 하지만 뭐든 지나치면 반드시 큰 대가가 따르는 법이다. 얼마 전까지는 과거에 비추어 봤을 때 현대사회가 점점 위태로워지고 있다고 느꼈는데 지금은 이 사회에 살고 있다는 사실만으로도 위험을 느낀다.

지구 환경이든, 생활습관병(좋지 않은 생활습관에 의해 발생할 수 있는 질환의 총칭으로 전에는 주로 성인병이라고 불렀다. ─옮긴이) 같은 건강 문제든, 경제적 상황이든 모두 우리 스스로 만들어 낸 결과이지 남의 탓으로 돌릴 수 있는 문제가 아니다. 그렇다면 우리 손으로 다시 원래대로 되돌려야 하지 않을까. 이것이 내가 자연에게서 배운 가르침이다.

'유전자 재조합 사용하지 않음'이라는 표시의 이면

일본에서 유전자 재조합 식품은 법률에 따라 다음과 같이 표시할 의무가 있다. (한국은 농산물품질관리법에 따른 유전자 변형 농산물 표시 요령[농림수산식품부 고시 제2007-43호]과 식품위생법에 따른 유전자 재조합 식품 표시 기준[식품의약품안전청 고시 제2009-83호]에 따라 관리되고 있다. 국내 법령에 따르면 제품의 주표시면에 '유전자 재조합 식품' 또는 '유전자 재조합 ○○ 포함 식품'으로 표시하거나 원재료의 이름 옆에 '유전자 재조합'이라고 기재한다. 유전자 재조합 여부를 알 수 없는 경우에는 '유전자 재조합 ○○ 포함 가능성 있음'으로 표시할 수 있다. ─옮긴이)

- 유전자 재조합 작물을 원료로 썼을 때는 '유전자 재조합' 표시
- 유전자 재조합 작물을 썼는지 쓰지 않았는지 알 수 없을 때는 '유전자 불분별'로 표시
- 유전자 재조합 작물을 쓰지 않았을 때는 표시하지 않거나 임의로 '유전자 재조합 아님'으로 표시

그러나 이러한 표시는 콩, 밀, 유채씨 등이 원재료일 때만 해

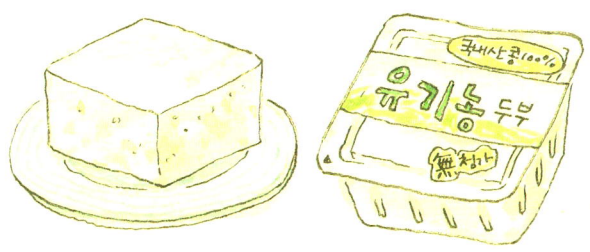

당하고, 간장이나 기름, 마가린이나 맥주 등의 가공식품에는 표시 의무가 없다.

유전자 재조합 작물을 쓴 상품만 피하면 된다고 생각하겠지만 사정이 이렇다 보니 소비자로서는 어떤 상품에 유전자 재조합 작물이 쓰였는지 실제로 알기 어렵다. 전부 그렇다고는 할 수 없지만 가격이 싼 상품에는 대부분 유전자를 변형한 재료가 쓰였기 때문에 아무리 신경을 써도 자기도 모르는 사이에 섭취하게 될 가능성이 크다.

일본소비자연맹에 소속된 비영리조직으로 유전자 재조합 식품을 반대하는 어느 시민 단체가 2006년에 지방자치단체 아홉 곳의 대형 슈퍼마켓에서 판매하는 '유전자 재조합 콩 사용하지 않음'이라고 표시된 두부 제품 44종을 조사한 결과, 총

18종에서 유전자 재조합 콩이 검출되었는데 이는 조사 대상의 40.9퍼센트에 달하는 수치이다.

일본에서는 유전자를 재조합한 콩은 재배가 금지되어 있다. 그런데도 '국내산 콩 100퍼센트'라고 되어 있는 상품의 30.3퍼센트에서 유전자 재조합 콩이 검출된 것이다. 그리고 '유기농 두부'라고 표시되어 있는 상품 중 57.1퍼센트에서도 유전자 재조합 콩이 검출되었다. 이 제품들은 주로 중국산이나 미국산 콩으로 만들어졌다.

실제로는 유전자 조작을 했지만 '사용하지 않음'이라고 표시되어 있는 가장 큰 이유로 일본의 콩 자급률이 낮다는 점을 꼽을 수 있다. 2008년 일본의 콩 자급률은 약 5퍼센트이다. 해외에서 수입을 하지 않을 수 없는 상황이다 보니 유통하는 과정에서나 일본에 들어와 가공 과정을 거치면서 유전자를 재조합한 콩이 섞이기도 한다. 그래서 5퍼센트까지는 비의도적인 혼입으로 인정해서 '사용하지 않음'으로 표시할 수 있도록 허가했다. (한국은 3퍼센트까지 비의도적 혼입치로 인정한다. — 옮긴이) 식품 표시와 관련한 업종에서는 쉽게 들을 수 있는 이런 이야기를 소비자는 좀처럼 알 수 없다.

앞에서 유전자 재조합 작물의 재배 면적이 늘고 있다고 이야기했다. 소비자는 유전자 재조합이 어떤 것인지 잘 알지 못하더라도 되도록 피하고 싶어 하기 마련일 텐데도 유전자 재조합 농산물이 늘어나고 있는 것은 결국 소비자가 계속 돈을 지불하고 사기 때문이 아닐까? 몰랐으니까, 싸니까, 딱히 위험하다고 느끼지 못했으니까 등 저마다 이유는 다양하겠지만 만드는 사람만의 책임이라고는 결코 볼 수 없다. 소비자인 우리가 몰라도 상관없다거나 알려고 하지 않는 무책임한 태도를 고수한다면 상황은 더욱 나빠질 뿐이다. 흔히 하는 말이지만 제대로 아는 것이 첫걸음이다. 제대로 알아야 앞으로 어떻게 해야 할지 생각할 수 있다.

품종 개량의 실정

여러분은 어떤 쌀을 좋아하는가? 단맛이 도는 쌀, 쫀득쫀득 씹히는 쌀, 부드러운 쌀, 희고 윤기가 자르르한 쌀 등 사람에 따라 취향이 제각각일 것이다.

요즘에는 밥을 지었을 때 단맛이 감돌고 쫀득쫀득하며 식어도 맛이 떨어지지 않는 쌀이 인기가 높은 듯하다. 시장에 나와 있는 쌀 중에는 단맛이 나고 씹히는 감촉이 좋은 쌀을 만들기 위해 재래종 쌀을 바탕으로 품종을 개량한 쌀이 있다.

이런 쌀은 인위적으로 단맛을 끌어올리거나 차지게 만들기 위해 화학배양액에 담그고 자외선을 쬔 것이다. 나는 여기서 인간의 탐욕을 느낀다.

여담이지만 나는 찰기가 센 쌀은 그다지 추천하지 않는다. 찹쌀처럼 쫀득쫀득한 쌀은 많이 먹을 수 없기 때문이다. 일본인은 오랜 역사에 걸쳐 쌀을 주식으로 삼았다. 쌀 중에서도 찰기가 적은 사사니시키라는 품종의 쌀을 주로 먹었다.

그런데 지금은 사람들이 예전만큼 쌀을 많이 먹지 않는다. 요즘 쌀로 지은 밥은 달고 찰기가 많은데 어쩌면 이것이 이유일지도 모른다.

현대 식생활은 밥은 적게 먹고 고기 같은 동물성 단백질 섭취는 늘리는 쪽으로 바뀌는 추세이다. 물론 사람마다 기호야 다르겠지만 이런 식생활이 과연 우리 체질에 맞는지 의문이 들기도 한다.

씨 없는 과일이 나온 배경은?

이쯤 되면 씨앗이 원래 무엇인지조차 알 수 없게 되고 만다. 사전에서 씨앗의 뜻을 찾아 보면 '싹이 트는 근본이 되는 것', '탄생의 근원이 되는 것'이라고 적혀 있다. 그렇다. 씨앗은 생명의 근원이다. 씨앗이 없으면 채소나 쌀은 태어나지 않는다. 씨앗에서 채소가 태어나 열매가 열리고 다시 씨앗이 생긴다. 이렇게 해서 다음 세대, 그 다음 세대로 생명의 릴레이가 이루어지는 것이 식물과 동물을 비롯해 자연에 사는 생물의 참모습이다.

그런데 오늘날 씨앗은 인간의 작업 효율을 높이는 도구로 사용된다. 씨앗을 생명이 아니라 물건으로 취급한다.

전형적인 사례가 씨 없는 과일이다. 델라웨어라는 품종의 씨 없는 포도나 씨 없는 수박 등 씨 없는 과일이 슈퍼마켓이나 시장에 가면 수두룩하다. 워낙 흔해서 희한하다는 생각조차 못 할지 모르지만 한번 생각해 보자. 식물, 특히 열매인데 씨앗이 없다. 이상하지 않은가? 씨앗은 대체 어디로 갔을까? 씨앗이 없는데 다음 작물은 어떻게 태어날 수 있을까? 애초에 씨앗 없는 과일이 어떻게 생겨날 수 있을까?

포도를 예로 들자면, 꽃의 단계에서 두 차례 지베렐린이라는 식물 호르몬액에 잔뜩 절여서 씨앗이 생기지 않게끔 한다. 일반적으로 식물은 수분하면 암술에서 식물호르몬이 활발하게 만들어지고 다양한 효소가 작용해서 씨앗이 만들어진다. 그런데 인위적으로 호르몬액에 담가 두면 포도가 수분과 수정이 끝났다고 착각하기 때문에 씨앗이 생기지 않는다.

씨 없는 포도는 먹기 쉬워서 소비자에게 인기가 높고 잘 팔린다. 그래서 생산자는 씨 없는 포도를 계속 재배한다.

조금만 신경 써 보면 자연스럽다고 생각한 것이 전혀 자연스럽지 않다는 사실을 알 수 있다. 자연스럽지 않은 것이 자연스럽게 받아들여지는 현실이 눈앞에 펼쳐진다.

부디 씨앗이 생명이라는 사실을 다시금 떠올리기 바란다.

씨앗을 계속 받으면 생각지도 못한 선물을 받는다

씨앗의 참모습을 되찾으려면 농가에서 직접 씨앗을 받는 수밖에 없다. 농약과 비료를 빼낸 흙에서 자란 채소에서 생산자가 씨앗을 받고 그 씨앗으로 다시 채소를 기르는 것이다. 이 과정을 반복해서 씨앗에 포함되어 있는 비료 성분을 빼내고 스스로 자랄 수 있는 힘을 되살린다.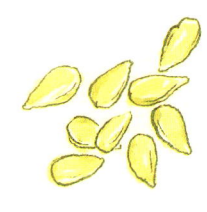

앞에서 F1종 씨앗은 유전자가 약하고 이듬해 같은 모양의 채소를 기를 수 없다고 이야기했다. 하지만 식물이 생명을 남기려는 힘은 그야말로 엄청나다. 그래서 어떻게든 살아남으려고 이런저런 모양으로 다음 세대를 잔뜩 낳는다. 그중에 원래 모습에 가까운 일부에서 씨앗을 따서 기르는 일을 반복하다 보면 씨앗에서 비료 성분이 빠지고 씨앗이 밭의 흙에도 적응한다. 8년쯤 지나면 씨앗의 성질이 거의 고정되어서 땅의 맛을 지닌, 해당 생산자만이 만들어 낼 수 있는 상품이 된다. 말하자면 고정종이다. 실제로 F1종에서 고정종을 만드는 사례도 있지만 재래종에서 고정하는 편이 비교적 잘 된다고 한다.

지바의 다카하시는 길이 10센티미터에 노란빛이 도는 '마고메'라는 꼬마 당근을 써서 20년 넘게 자가채종으로 당근을 재배하는 데 매달렸다. 지금 이 당근은 감처럼 달다고 해서 '과일 같은 당근'으로 높은 평가를 받고 있다. 모양도 처음 10센티미터에서 15~20센티미터로 커지고 색깔도 당근 특유의 주황색으로 바뀌어서 누가 보더라도 먹음직하고 어엿한 당근이 되었다.

씨앗을 받기가 그리 간단하지 않다는 사실은 나도 잘 알고 있다. 씨앗을 받기 위해 밭을 따로 만들고 건조할 장소를 확보한다고 해도 씨앗을 적정한 온도에서 관리하는 데는 생각보다 품이 많이 든다. 일본처럼 고온다습한 기후는 씨앗 받기에 그리 알맞지 않다. 게다가 몇 번이나 이야기했듯이 자가채종을 한 지 얼마 되지 않았다면 채소의 성질도 안정되지 않아서 지나치게 가늘거나 짧을 수 있다. 애써 씨앗을 직접 받아서 키웠더라도 시장에 내다 팔 만한 상태에 미치지 못할 수도 있다는 말이다.

그래도 나는 생산자들에게 꾸준히 자가채종을 하라고 권유한다. 자가채종을 계속 해야만 씨앗과 흙이 어우러져 상승효과가 일어나 씨앗과 흙이 모두 진화하고 다카하시의 당근처럼 그 농가만의 독창적인 채소가 태어나기 때문이다.

일본에는 '교야사이(京野菜, 교토 특산 채소)', '가가야사이(加賀野菜, 가나자와 특산 채소)', '나니와야사이(なにわ野菜, 오사카

특산 채소)' 등 지역 특산품으로 꼽히는 전통 채소가 있다. 재래종이라고 불리는 채소들인데 안타깝게도 그 수가 점점 줄고 있다. 자라는 지역에 따라 토질, 기온, 강수량 등이 다르므로 원래대로라면 생산지에 따라 채소 맛도 제각각이라야 맞다. 각 지역의 채소들은 그 지역의 흙에 맞는 품종으로 서서히 바뀌면서 그 땅에서만 자랐을 때 지닐 수 있는 맛을 낸다.

포도의 품종이 같더라도 생산하는 나라나 지역에 따라 포도주 맛의 특징을 달리 말할 수 있는 이유는 토양이나 기후가 포도주의 맛에 영향을 주었기 때문이다. 채소도 마찬가지다.

농가에서 자가채종을 거듭해서 그 땅이기에 자랄 수 있는 채소를 되찾는다면 우리 식탁도 진정한 의미에서 풍요로워지지 않을까?

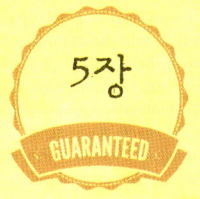

천연 균에 도전하다 – 균

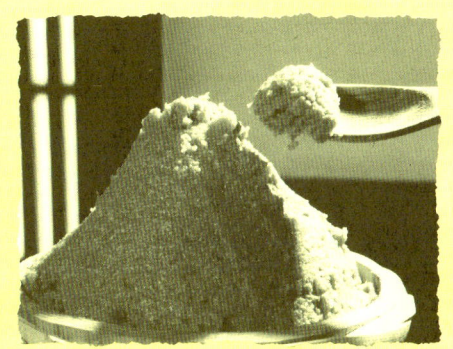

마루카와 된장에서 빚은 천연 균 된장. 이 안에 살아 있는 효모가 꽉 차 있다.

시판 된장을 먹지 못하는 사람

10여 년 전 어느 날이었다. 의사라는 사람이 우리 회사로 느닷없이 전화를 걸어서 질문을 퍼부었다.

"그 회사에서 취급하는 발효식품은 어떤 균을 씁니까? 식품에 어떤 균이 쓰이는지 다 파악하고 있습니까?"

무슨 이야기를 하는지 도무지 알 수 없었다.

'어떤 균이라니? 균을 파악한다니? 이게 대체 무슨 소리람.'

그래서 "무슨 말씀이신지요?" 하고 되물었더니 의사는 "저는 화학물질과민증이나 알레르기가 있는 환자를 주로 진료하는 의사입니다. 그런데 요즘 이런 환자들이 먹을 수 있는 발효식품이 점점 사라지고 있습니다." 하고 이야기를 시작했다.

화학물질과민증이란 약이나 화학물질을 섭취했을 때 점막이나 피부에 이상이 생기거나 호흡 곤란에 빠지거나 부정맥 등 순환기에 문제가 생기는 증상을 말한다. 반응하는 물질의 종류나 양, 증상은 사람에 따라 다양하지만 심할 경우 생명을 잃기도 한단다.

요컨대 그런 병을 앓는 사람들이 먹을 수 있는 것이 현재 없다는 이야기였다.

그리고 이 말은 곧 쉽게 구할 수 있는 발효식품은 거의 대부분 화학물질이 들어 있다는 뜻이기도 했다. 이 사실을 이해하기까지 시간이 제법 걸렸다. 부끄러운 말이지만 발효식품은 모두 천연 균으로 만든다고 생각했기 때문이다.

화학물질과민증이 심한 사람은 유기농 채소에도 반응한다고 한다. 전화를 한 의사는 실제로 의료 현장에서 그런 환자를 만났다고 이야기했다. 나중에 알게 된 사실이지만 우리가 다루는 자연재배 채소를 사는 사람들 중에는 화학물질과민증이나 알레르기를 앓는 사람이 적지 않다. 자연재배 채소는 농약이나 비료, 화학물질을 전혀 사용하지 않아서 그들도 걱정 없이 먹을 수 있기 때문이다. "이거라면 저도 먹을 수 있어요."라는 내용의 편지도 자주 받는다.

나에게 전화한 의사는 시판되는 발효식품 대부분이 천연 균으로 만든 것이 아니라고 설명했다. 그리고 '유기농·무첨가'라고 적힌 발효식품도 먹지 못하는 사람이 있다고 했다. 덧붙여 우리가 파는 된장이나 간장도 화학물질과민증 환자가 먹지 못할 가능성이 있다는 이야기도 했다.

그때부터 나는 균을 진지하게 공부하기 시작했다. 그리고 발효식품을 만드는 데 쓰는 균이 몇몇 회사에서만 만들어지고 있다는 사실을 처음으로 알았다. 2001년 봄의 일이었다.

천연 균을 쓰지 않는 발효식품

우리가 일상적으로 먹는 발효식품이라면 간장, 된장, 식초, 청주나 맥주, 포도주, 요구르트, 치즈 등을 들 수 있다. 낫토, 가다랭이포(가쓰오부시, 가다랭이의 살을 저며 김에 찌고 말려서 곰팡이를 피운 일본 전통 가공식품 — 옮긴이), 누카즈케(쌀겨에 소금과 물을 뒤섞어 띄운 누카미소에 채소를 절인 음식 — 옮긴이)도 발효식품이다. 일본도 발효식품 문화권에 속하는 나라인 만큼 발효식품의 종류가 꽤 다양하다.

여기서 주역이 되는 균이라면 쌀이나 과일로 술을 빚을 때 쓰는 효모균, 술로 식초를 빚을 때 쓰는 초산균 등을 꼽을 수 있다. 원래 발효식품은 우연의 산물이므로 만들어지는 과정에서 이런저런 균이 작용한다. 간장이나 된장은 각각의 곳간에 서식하는 누룩곰팡이가, 낫토는 볏짚에 있는 낫토균이, 청주는 술 창고에 사는 효모균이 작용한다. 이처럼 자연에 존재하는 균들로 발효식품이 만들어진다.

된장이나 간장은 단맛, 신맛, 짠맛, 매운맛, 쓴맛, 감칠맛이라는 맛의 구성 요소를 모두 지니는데, 이 맛들이 어우러져 복잡한 맛을 낸다. 이것은 자연의 균이 만들어 낸 맛이다. 이 중에서도 다양한 요소로 이루어지는 감칠맛은 발효에 기여하는 부분도 적지 않다. 감칠맛의 대표 격인 발효양념은 아시아 특유의 문화이다. 발효양념에서 맛볼 수 있는 감칠맛은 기존의 다섯 가지 맛과 다른 여섯 번째 맛으로 공인 받은 바 있고 '우마미(UMAMI, 감칠맛을 뜻하는 일본어 ‒ ‒ 옮긴이)'가 세계 공통어가 되기도 했다.

그런데 자연에 서식하는 균을 활용하는 것도 몇십 년 전까지의 이야기이다. 놀랍게도 지금은 천연 균을 써서 발효식품을 만드는 곳이 거의 없다.

나는 발효식품이라는 훌륭한 전통 문화의 흔적을 찾는 일이 어려워지고 있다는 사실을 미처 알지 못했다. 조상이 물려준 발효양조 기술이 사라지기 직전이라는 사실도 말이다.

오늘날 슈퍼마켓 등지에 늘어선 시판 발효식품은 물론이거니와 자연식품점에 놓여 있는 식품도 대부분 천연 균으로 만들어진 것이 아니다. 우리 가게도 마찬가지였다.

만들어진 균

그렇다면 대체 어떤 균으로 발효식품을 만드는지 못내 궁금했다.

알아보니 종균 생산 업체에서 산 '발효양조균'이 그것이었다. 자연에서는 다양한 균이 공생하며 일을 하는데, 발효양조

균은 유전자를 조작하거나 약품을 써서 특정한 한 가지 작용만 하게끔 만든 균이다.

특정 영양소가 많다고 선전하는 낫토를 구체적인 예로 꼽을 수 있다. 여느 낫토와 똑같이 콩으로 만드는데 그 제품만 특정 영양소가 많게 하려면 무언가 특별한 처리를 해야만 한다. 이때 다음과 같은 방법이 쓰인다고 한다.

2000년 '공개특허공보'에 게재된 방법을 바탕으로 설명하자면, 먼저 공기 중에 있는 천연 균이나 볏짚 등에 붙어 있는 낫토균을 채취한다. 채취한 균에 자외선을 쬐어 주고 추출물이나 아미노산, 비타민제나 미네랄제 등을 투입한다. 많은 균 중에서 목적에 맞는, 인간이 원하는 균만 추출해서 분리 배양하기 위해서이다. 이를테면 이소플라본이 많거나 콜레스테롤이 적은 낫토, 향이 좋거나 악취가 나지 않는 낫토를 만들 수 있는 특수한 발효양조균을 만들어 낸다.

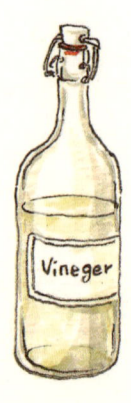

간단히 설명하자면 균을 사멸하기 위해 약품을 끼얹어서 이른바 살균을 하는데, 여기에도 자연의 법칙이 존재한다. 아무리 죽여도 살

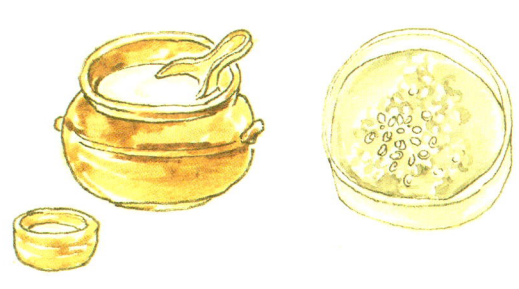

아남는 균이 있고, 이러한 균은 그 약제로는 죽지 않게끔 자기 모습을 바꾼다. 이것을 돌연변이라고 하며, 이 시점에서 균은 원래 지구상에는 존재하지 않았던 상태로 바뀐다. 이런 일을 몇 번이나 반복해서 목적에 맞는 균으로 만들어 간다. 그야말로 완벽한 유전자 조작이다.

그리고 이번에는 살아남은 유전자를 배양한다. 목적에 맞는 균만 늘리기 위해서다. 예를 들어 1이었던 것을 1000으로 만들기 위해 배양액에 넣어 증식시키는데, 배양액의 약제로는 소 추출물이 가장 많이 쓰이고 그 외에도 글루탐산이나 트립토판 같은 잡다한 아미노산이나 영양제, 백설탕 등이 쓰인다. 주로 화학조미료를 만드는 데 사용되는 물질이나 화학 정제된

물질이 많다.

배양할 때는 살균제도 쓰인다. 잘못 섞여 들어간, 목적에 어긋나는 균을 죽이기 위해서다. 시판되는 낫토 중에는 이처럼 유전자 조작을 한 것도 있다고 한다.

천연 균과 만들어진 균의 차이

화학적으로 분리배양된 균은 천연 균과 어떻게 다를까?

천연 균에는 다양한 균이 포함되어 있는 데 반해 분리 배양한 균은 단일균이 대부분이다. 목적에 맞게 특정한 한 가지 균만 분리해서 배양하기 때문에 순수배양균이라고 부르기도 한다.

이렇게 하면 어떤 차이가 생기는지 구체적인 식품으로 살펴보자.

이해하기 쉬운 예가 바로 빵이다. 요즘에는 천연 효모 빵이 인기를 끌고 있다. 딸기나 포도, 감자 등에서 직접 효모를 만드는 사람도 있다. 천연 효모 빵이 인기를 끄는 이유는 역시 맛있기 때문이다. 이 맛의 차이는 바로 천연 균과 배양 균의 차이에서 비롯된다.

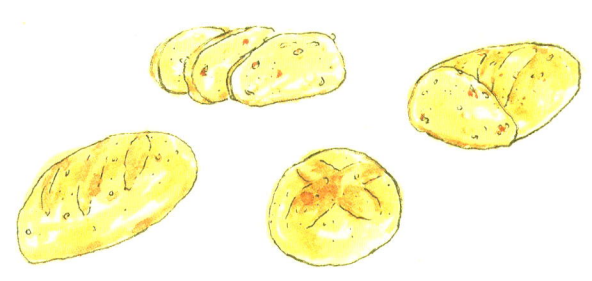

　천연 효모는 건포도나 밀 등에 서식하는 균인데 몇 종류나 되는 효모균 외에도 누룩곰팡이나 유산균 같은 것도 함께 살고 있다. 한편 일반 빵을 만드는 데 쓰는 이스트는 효모균이 거의 한 가지이고 다른 균은 아주 조금 들어 있다. 이스트균은 빵을 부풀릴 수 있지만 독특한 향과 맛을 내지는 못한다. 그래서 마가린이나 향료 같은 것으로 향기나 맛을 나중에 더한다. 천연 효모로 만든 빵이 맛있는 이유는 몇 종류나 되는 균이 저마다 제 할 일을 하고 있기 때문이다.

　가다랭이포를 우린 국물은 이노신산 같이 감칠맛을 내는 아미노산뿐 아니라 다른 성분도 많이 함유하고 있는데 이러한 성분들이 어우러져 절묘한 맛이 난다. 이것도 발효가 선보이는 재주이다. 분말이나 인스턴트 수프로 된 국물 재료는 가다랭이포에 함유된 아미노산 등을 하나하나 추출해서 나중에 섞은 것이다. 인공적인 감칠맛이기 때문에 본래 국물이 지닌 깊은 맛은 결코 재현하지 못한다. 분리배양한 균으로 만든 국물 재료는 화학조미료나 다름없다. 시중에 파는 가다랭이포 가공제품 중 감칠맛을 더하기 위해 화학조미료를 쓴 것이 분명히 포함되어 있을 텐데 의무 표시가 없기 때문에 포장에는 아무 내용도 쓰여 있지 않다.

발효식품은 아니지만 소금의 세계에서도 매우 비슷한 일이 일어난다.

시판되는 소금은 크게 천일염과 정제염으로 나뉜다.

만드는 방법은 여러 가지가 있지만 천일염은 기본적으로 바닷물을 결정으로 만든 것이다. 이에 반해 정제염은 멕시코나 오스트레일리아에서 수입한 소금을 전기분해해서 순수한 염화나트륨을 끄집어 낸 것이다. 천일염에는 염화나트륨을 비롯해서 염화마그네슘, 염화칼륨 등 100여 종의 미네랄이 들어 있다. 이에 따라 짠맛뿐 아니라 신맛, 단맛, 깊이 있는 쓴맛 등이 어우러져 소금으로서 감칠맛을 낸다. 천일염은 천연 균에, 정제염은 분리배양 균에 비유할 수 있을 것이다.

균의 세계는 합창과 비슷하다. 네 사람이 각각 소프라노, 알토, 테너, 베이스를 맡아 화음을 이뤄 노래하면서 감동적인 노래를 만든다. 네 사람의 음정이 같으면 근사한 노래가 될 수는 있어도 화음이 빚어 내는 감동은 느낄 수 없다. 균에도 저마다 역할이 있다. 다양한 균이 함께 있음으로써 서로 보완하며 상승효과를 낳는다. 만약 네 사람이 같은 음정으로 노래하는 데다 음성까지 비슷하다면 경쟁심이 싹터서 언젠가는 다툼이 일어날지도 모른다. 균이라고 다를까. 타고난 화음을 무너뜨리면서까지 한 가지만 추출한다면 당연히 문제가 생기게 마련이다.

균은 사서 쓰는 것이 당연하다?

의사의 이야기를 듣고 나는 큰 충격에 빠졌다. 배움이 모자랐다는 사실을 뼈저리게 느낀 데다 우리가 다루는 것이 우리 신념과 정반대인 부자연스러운 것이고, 심지어 그런 것을 소비자에게 권했다는 사실 때문이었다.

나는 가장 먼저 우리 가게에서 취급하는 발효식품을 만든 업체에 모두 문의를 했다. 그랬더니 하나같이 "균까지는 모르겠네요. 사서 쓰니까요."라고 했다. "구입하는 곳에 균이 어떻게 만들어지는지 여쭌 적이 있습니까?" 하고 물었더니 "물어도 쉽게 가르쳐 주지 않습디다."라고 했다.

씨앗과 똑같은 일이 벌어지고 있었다. 발효식품의 세계에서도 균은 당연히 사서 쓰는 것이 되었다.

분리배양 균을 사용하면 맛이 들쭉날쭉하지 않고, 생산 속도가 빨라지는 효과가 있다. 추출한 균을 조합해서 새로운 풍미를 만들 수도 있다.

그러나 효과가 있으면 어김없이 부작용이 나타난다. 게다가 그 대가는 우리 인간에게 결코 작지 않다.

균에도 지역의 맛이 있다

한편 내게 전화를 했던 의사는 전국의 양조장에 일일이 전화를 해서 균에 관해 물었다고 한다.

그리고 간신히 시코쿠(일본 열도를 구성하는 네 개의 주요 섬 중에 가장 작은 섬—옮긴이)에서 천연 누룩곰팡이로 된장을 담그는 양조장 한 군데를 찾아냈다. 하지만 그곳에서 만드는 된장은 독특한 맛이 강해서 상품화하더라도 많은 사람들이 받아들이기 어렵다고 판단해 포기했다. 그리고 누룩곰팡이를 조사해 보니 시코쿠의 것과 혼슈(일본 열도를 이루는 섬 중 가장 큰 섬──옮긴이)의 것의 질이 뚜렷하게 달랐다. 그 지역에 뿌리내린 누룩곰팡이로 만든 된장은 그 고장 사람이라면 맛있게 먹던 익숙한 맛일 테지만 신슈된장(신슈는 나가노 현의 다른 이름. 이 고장에서 나는 된장은 연한 색과 매운맛이 특징이다.──옮긴이)을 즐겨 먹는 간토(도쿄 도, 이바라키 현 등을 포함하는 혼슈 동부 지역──옮긴이) 사람들이 먹기에는 버겁다. 아무래도 균의 유형이 다르기 때문이리라.

이처럼 균 역시 지역에 따라 맛의 차이가 있다.

이전에 니혼슈(일본 고유의 맑은 술로, 주로 청주를 가리킨다.──옮긴이) 품평위원회에서 "요즘 나오는 니혼슈는 옛날에 비해 지역에 따른 맛의 차이를 느끼기 어렵다."라는 의견을 낸 적이 있다.

이 말은 곧 균의 지역성을 나타내는 말이기도 하다. 니혼슈는 원래 향토주다. 만드는 지역에 따라 맛의 차이가 나는 것이 당연하다. 그런데 지금은 특정 업체 몇몇 곳에서 균을 제조하기 때문에 전국 어디를 가더라도 같은 맛이 난다.

천연 균의 부활 첫 번째 - 옛날에는 곳간이 있었다

천연 균으로 발효식품을 만드는 곳이 남아 있지 않다는 사실과 맞닥뜨린 의사 선생은 양조장을 직접 찾아다니며 천연 균 발효식품을 만들어 달라고 부탁할 수밖에 없다는 결론에 다다랐다.

그렇게 해서 찾아낸 곳이 후쿠이 현에 있는 '마루카와 된장'이었다. 1914년부터 된장을 만든 오래된 양조장이다.

처음 의사 선생이 마루카와 된장 측에 제작 의사를 타진했을 때 현재 사장인 가와사키 히로시 역시 "지금은 다들 사서 쓰니까 어려울 것 같습니다."라고 대답했다. 하지만 선생은 "화학 물질과민증이 있는 사람들은 음식에 화학 약품이 조금만 들어 있어도 반응하는데 요즘엔 그들이 안심하고 먹을 수 있는 먹거리를 찾기 어렵습니다." 하고 열심히 설명했다. 그러자 가와사키 우에몬 회장이 "옛날에도 균은 사서 썼지요. 하지만 곳간이나 들보에 누룩곰팡이가 빼곡하게 들러붙어 있기에 직접 채

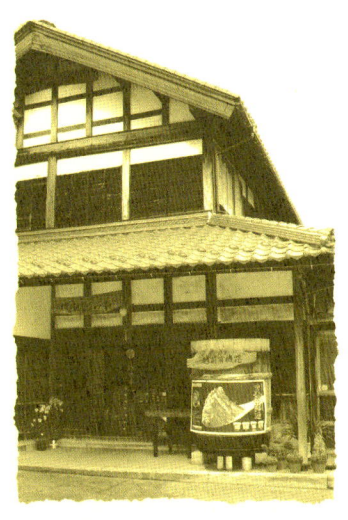

100년의 역사를 자랑하는 후쿠이 현 마루카와 된장의 외관

취해 보기도 했습니다. 그걸로 된장을 담갔더니 맛이 정말 뛰어났어요." 하며 이야기를 시작했다.

사백 년 전에 이미 발효 문화가 쇠퇴하기 시작했다?

이야기를 계속 나누다 보니 흥미로운 사실을 알 수 있었다. 옛날에는 누구나 천연 균으로 된장을 만든다고 생각했는데 사실은 그렇지 않았다는 점이다.

이미 에도 시대(도쿠가와 이에야스가 정권을 잡고 지금의 도쿄인 에도에 막부를 세운 1603년부터 15대 쇼군 도쿠가와 요시노부가 정권을 조정에 반환한 1866년까지를 에도 시대라고 한다. —옮긴이)에 누룩 가게가 있었고 양조장은 거기서 누룩곰팡이를 샀다고 한다. 물론 그 무렵에는 아직 화학약품이나 유전자 재조합 기술이 없었으므로 누룩곰팡이가 지금처럼 일원화되어 있지 않고 저마다 지역 고유의 맛이 있었을 터이다.

당시 누룩 가게는 무엇을 이용해 누룩곰팡이를 분리, 배양했을까? 바로 천연 소재인 숯이다.

그런데 어쩌면 양조장이 자가채종한 천연 균을 쓰지 않았던 이유가 여기에 있을지도 모른다는 생각이 들었다.

일본의 농업은 가마쿠라 시대(일본 최초의 무신정권인 가마쿠라 막부가 성립한 1180년대부터 가마쿠라 막부가 멸망한 1333년까지 약 150년 동안을 가마쿠라 시대라고 한다. 가마쿠라는 막부가 있던 지역의 이름이다. —옮긴이) 무렵부터 요즘 말로 유기비료인 거름을 쓰며 양산 체제에 들어갔다. 거름을 쓰는 방법도 생산자마다 달랐는데 많이 쓰는 사람이 있는가 하면 적게 쓰는 사

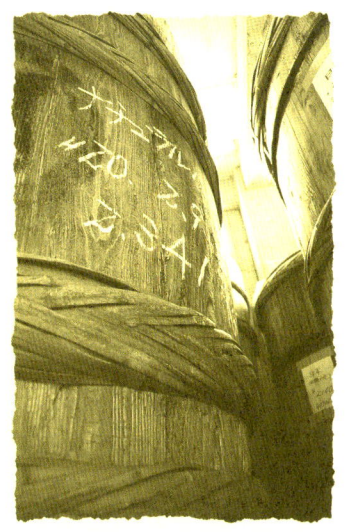

된장이 익어 가는 우리 회사 전용 나무통

람도 있어서 사용량이 일정하지 않았다.

한편 발효식품의 역사를 돌이켜 보면 센고쿠 시대(무로마치 막부 말기인 15세기 후반부터 16세기 후반까지 군웅이 할거해서 정권을 다투던 내란 시대 — 옮긴이)에 다테 마사무네(1567~1636, 센코쿠 시대의 무장 — 옮긴이)가 센다이 성 한 구석에 대규모 된장 양조장을 만들자 전국 각지에 된장 양조장이 생겨났다. 그런데 균이란 것은 원래 온도나 습도에 맞춰 최적의 상태를 유지하기가 매우 어렵다. 당시에는 거의 장인의 감에 의해 균의 상태가 좌우되었다.

또 발효식품을 만들려면 당연히 바탕이 되는 재료, 즉 원료가 필요하다. 된장을 만드는 원료에도 여러 가지가 있지만 기본은 쌀과 콩이다. 이러한 원료는 농가에서 구입했을 것이다.

이때는 양조장이 대부분 천연 균을 쓰던 시대였다. 균을 다루기 어려워서였는지 된장이 제대로 만들어질 때도 있었고 그렇지 않을 때도 있었다. 즉 된장의 상태가 안정적이지 않았다.

무엇 때문이었을까? 아무래도 원료에 들어간 거름이 발효 과정에 영향을 끼치지 않았을까? 거름 성분이 많은 쌀이나 콩을 쓰면 된장이 잘 만들어지지 않고 거름 성분이 적으면 잘 만들어진다. 당시 양조장 장인들이 이 사실을 깨달았다면 원료의 질부터 다시 따져 보았을지도 모른다. 하지만 이때 사람들은 다르게 생각했다. 된장의 상태를 고르게 하기 위해 그들은 잡균을 배제하는 쪽으로 방향을 잡았다. 누룩곰팡이 중에서도 발효에 쓸모 있는 것만 남기는 것이다. 이는 오늘날의 분리배양 기술의 개념과 닮았다.

그래서 앞서 이야기했듯이 숯이 쓰이게 되었다. 숯은 염기성

물질로 균을 없애는 효과가 있다. 그리고 세월이 흐르면서 효율 나쁜 숯을 대신할 다양한 약품이 개발되었다.

균을 왜 화학적으로 조작해야 했을까? 원료가 썩지 않고 발효하게 만들려면 강력한 발효균을 만들어 첨가하는 방법 밖에 없지 않았을까? 바이오테크놀로지라는 이름 아래 나날이 개발되고 있는 균은 거꾸로 뒤집으면 원료의 질이 나쁘다는 증거일지도 모른다.

지금까지 한 이야기를 정리해 보자. 농업에 비료가 쓰이기 시작한 무렵에 이미 발효식품은 본래의 모습과 다른 요소를 갖추기 시작했고, 누룩 장인이 영화를 누리던 에도시대에 벌써 전통 발효문화가 쇠퇴의 길로 한걸음 내딛기 시작했다. 이것은 어디까지나 추측일 뿐이지만 그렇다고 터무니없는 억측은 아닐 것이다.

천연 균의 부활 두 번째 – 자가채취를 다시 시작하다

조금 전에 한 이야기를 통해, 천연 균은 좋은 원료가 있어야 살아갈 수 있다는 사실을 알았다. 이 이야기는 나중에 하기로 하고 천연 누룩곰팡이를 쓴 된장의 부활 이야기로 다시 돌아가자.

마루카와 된장의 선대 회장이었던 가와사키 우에몬이 처음 천연 균으로 된장을 만든 것은 우연이었다. 우연히 그때 사용한 쌀이나 콩의 질이 좋았기 때문에 천연 균을 불러들일 수 있었으리라. 그렇게 만들어진 된장이 맛있다고 소문이 나는 바람에 누룩 상인까지 마루카와 된장에서 쓰는 누룩곰팡이를 받으러 왔다고 한다.

그러던 중 현재 사장인 가와사키 히로시도 일본에서 모습을 감춘 천연 누룩곰팡이로 된장을 만들어 보자며 함께하겠다는 뜻을 밝혔다. 누룩곰팡이 자가채취의 막이 다시 올랐다. 긴 숙성 기간, 원료의 질과 양을 생각하면 상품화에 실패했을 때 손해가 이만저만이 아니었다. 하지만 우리는 믿었다. 채소와 똑같이 자연의 섭리를 충실히 따르면서 열심히 만들면 반드시 성공하리라고.

천연 균으로 된장을 만들 때 누룩곰팡이의 자가채취와 숙성 및 관리가 무엇보다 어렵기 때문에 우리는 50년 전까지 천연 누룩곰팡이를 다루었다는 가와사키 회장의 기억에 의지했다.

가와사키 회장이 수첩에 적어둔 방법을 바탕으로 감과 기억을 더듬어 가며 창업 이후 90년 넘게 곳간에 서식하고 있던 천연 균을 채취하면서 우리의 도전은 시작되었다.

원료인 콩에 생명력이 없으면 균이 붙지 않는다

그러면 눈에 보이지 않는 균은 어떻게 채취할까? 먼저 청대콩을 일정한 기간 동안 곳간에 두고 균이 붙기를 기다린다. 시간이 지나면 곰팡이가 핀 것 같은 상태가 되는데 이것이 누룩을 만드는 씨가 된다. 이 균을 냉동해서 보존하는 방법도 있지만 자가채취를 할 때는 해마다 청대콩을 이용해 균을 얻는다.

마루카와 된장에서 몇 번이나 작업을 되풀이하는 동안 중요한 사실을 알게 되었다. 균을 불러들이는 데는 온도와 습도가 매우 중요하며 콩의 상태가 크게 영향을 미친다는 것이다. 전에 자연재배 역사가 짧은 콩을 썼더니 콩에 균이 잘 붙지 않아 실패를 거듭했다. 그 후에 자연재배 역사가 긴 콩으로 시험해 보았더니 그러자 균이 매우 잘 붙었다. 그래서 질 좋은 청대콩을 얻기 위해 지바 현 나리타 생산조합의 다카하시 히로시에

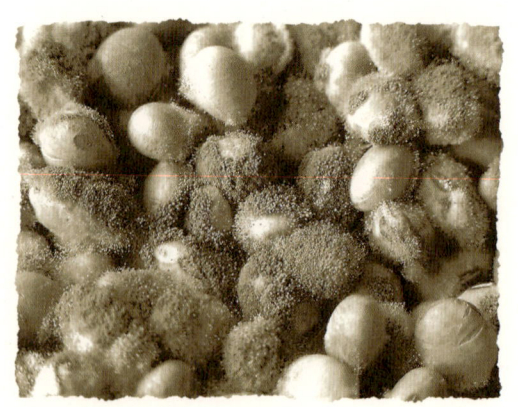
자연재배 기간이 길고 싱싱한 청대콩을 썼더니 균이 잘 붙었다.

게 청대콩을 재배해 달라고 부탁했다.

천연 균과 원료의 조합이 문제가 되는 것은 비단 된장만이 아니었다. 계속해서 천연 균으로 간장, 식초, 청주 등을 만들어 상품화하려 했을 때도 천연 균과 원료의 조합이 얼마나 중요한지 뚜렷하게 드러났다.

시즈오카 현 후지에다에 있는 스기이 주조도 천연 균의 부활에 힘을 보태어 준 전통 술 양조장이다. 스기이는 천연 균 연구에도 적극적이어서 스스로 다양한 실험을 하기도 한다. 또 그가 운영하는 양조장에서는 청주 외에도 소주, 조미용 맛술도 만든다.

천연 균으로 청주를 빚어 보니 균과 원료(쌀)의 조합에 따라서 완성도에 차이가 있다는 사실을 알 수 있었다.

- **천연 균 + 자연재배 쌀**
  당화 능력이 높고 천연 균의 힘이 발휘된다.

- **천연 균 + 일반재배 쌀**
  천연 균의 힘이 발휘되기 어렵다.

- **분리배양 균(순수배양 균) + 일반재배 쌀**
  수치로 보면 두 번째보다는 균의 힘이 강하게 나온다.

흔히 두 번째와 세 번째를 비교해서 천연 균은 역시 힘이 약하다고들 하는데, 사실은 천연 균에 문제가 있는 것이 아니라 바탕이 되는 원료에 문제가 있다.

첫 번째를 보면 알 수 있듯이 자연의 것은 역시나 자연의 것과 짝을 지워야 제대로 결합한다. 천연 균의 힘이 강력하기는 하나 원료 자체에 힘과 에너지가 없으면 제대로 발효되지 않는다.

채소 병조림 부패 실험에서도 알 수 있듯이 자연의 균이 작용할 때 원 재료가 좋지 않으면 부패하고 재료가 좋으면 발효한다. 예전에 어느 대학병원의 연구원들에게 부패와 발효를 화학적으로 설명하면 어떤 차이가 있느냐고 물은 적이 있다. 재밌게도 겉보기에는 뚜렷하게 다른데 화학적으로는 같은 작용이라고 한다. 화학의 관점에서는 부패와 발효를 둘 다 다를 바 없는 현상으로 파악하고 있는 셈이다.

천연 균의 부활 세 번째 - 감칠맛의 사중주

천연 균을 다시 채취하기 시작한 것은 여름이었다. 후쿠이 지방에서는 기온이 30도가 넘는 날이 일주일이나 이어지는 한여름에 누룩을 빚었다고 한다. 이 기술을 현재 사장인 가와사키 히로시가 계승할 수 있게끔 부친 우에몬과 함께 여름에 작업을 해 달라고 부탁을 했다.

7월에 접어들어 기온이 30도를 웃돌 무렵 마침내 누룩 만들기를 시작했다. 하지만 40년 만에 하는 일이다 보니 처음부터 잘 될 리 없었다. 누룩곰팡이가 좋아하려면 청대콩이 얼마나 부드러워야 하는지를 감각에 의존하며 작업을 계속 했고, 몇 번이나 실패를 거듭하긴 했지만 8월이 되자 일단 누룩은 완성할 수 있었다.

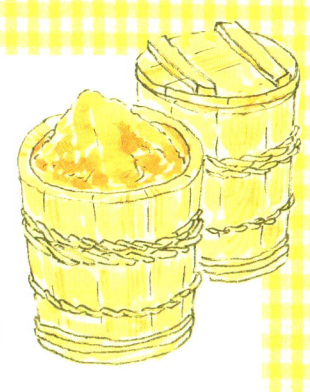

그러나 그때부터가 또 난관이었다. 완성한 천연 누룩에 된장을 만들 만한 능력이 충분한지 아직 알 수 없었다. 된장을 띄워서 1년이 지난 후 항아리를 열어 보고서야 비로소 누룩곰팡이가 제대로 활동을 했는지 하지 않았는지 안다 한들, 원님 행차 뒤에 나팔 부는 격이었다. 우에몬 사장의 가르침에 따르면 예로부터 된장이 잘 만들어질지 아닐지 판단하기 위해 된장을 뜨기 전에 만들어 보는 것이 있었다고 한다.

그게 무엇일까?

바로 감주다. 감주가 맛있게 만들어진다면 누룩곰팡이가 제대로 만들어진 것이다. 당화 능력이 충분하다는 증거이기 때문이다.

그래서 바로 감주를 만들어 보았더니 매우 훌륭했다. 마루카와 된장 사람들도 한 모금 마셔 보고는 하나같이 그 맛에 놀랐다. 지금까지 마셔 본 감주와 달리 깊은 감칠맛이 있었다.

빼어난 맛이 나온 데는 다 까닭이 있었다. 마루카와 된장의 곳간에서 살아 숨 쉬는 천연 누룩을 연구기관에 보내서 조사했더니 조금씩 성격이 다른 네 종류의 누룩곰팡이가 섞여 있음을 알 수 있었다. 한 가지 누룩곰팡이가 아니라 천연에 서식하는 네 가지 누룩곰팡이가 저마다 맛을 빚어 냄으로써 복잡하고 깊은 맛이 만들어진 것이다. 그야말로 감칠맛의 사중주라고 할 수 있는 맛이었다.

그리고 학습과 실천을 꾸준히 거듭한 끝에 마침내 반세기 만에 천연 누룩으로 빚은 된장을 부활시키는 데 성공했다. 완성까지 걸린 세월은 무려 3년이었다. 그 긴 시간을 거쳐 2002년에야 간신히 세상에 내놓을 수 있었다. 천연 균 부활 제1호인 이 된장에는 '곳간 마을'이라는 이름을 붙였다.

화학물질과민증이 있는 사람도 먹을 수 있는 음식

천연 누룩 된장이 완성되자마자 지금까지 된장을 먹지 못했던 사람에게 바로 먹여 보기로 했다. 자신이 있었다.

결과는 성공이었다. '역시'라는 생각이 들었다. 그 사람은 원래 된장을 못 먹는 게 아니었다. 천연 균과 좋은 콩을 써서 제대로 발효시켜 만든 된장을 먹을 기회가 없었을 뿐이다.

성공했다는 사실 그 자체도 기뻤지만 그 사람이 "된장국이 이렇게 맛있는 음식인지 몰랐네요." 하고 기뻐해 준 것이 무엇보다 감격스러웠다.

이 이야기를 마루카와 된장에 전하자, "분명히 어렵고 고되긴 했지만 이게 바로 진짜배기겠죠. 우리가 한 일이 뿌듯하고 자랑스럽습니다."라고 했다.

따로 국물을 낼 필요 없는 된장국

자화자찬이지만 다른 소비자들에게도 '따로 국물을 내지 않아도 될 만큼 맛있다.'라는 말을 자주 들었다. 맛있다고 느끼는 이유는 감칠맛 성분인 아미노산의 함유량이 많기 때문이다. 글루탐산이 든 다시마나 이노신산이 든 가다랭이포를 우려내 된장국을 만들면 당연히 맛이 있겠지만 그렇게 따로 국물을

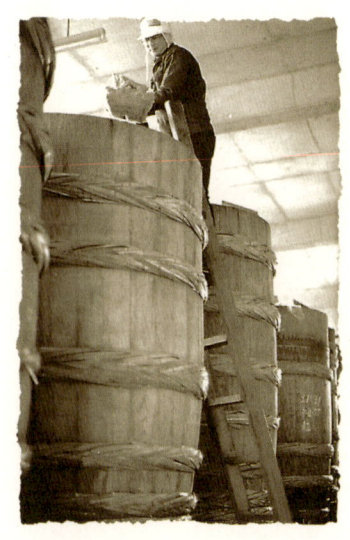

3년의 세월에 걸쳐 마침내 천연 누룩 된장이 완성되었다.

내지 않아도 충분히 맛있게 먹을 수 있다. 슈퍼마켓에서 파는 된장과 비교하면 역시 품이 든 만큼 가격은 다소 비싸다.

그러나 이것이 원래 가격이 아닐까? 왜냐하면 천연 누룩 된장은 제대로 된장을 만드는 데 필요한 공정을 제대로 거쳤기 때문이다. 시중에 나온 저렴한 된장은 다루기 쉬운 분리배양균을 썼고 발효 시간을 단축시켰으며 나중에 맛을 첨가했다. 값을 싸게 매길 수 있는 만큼의 공정을 거치는 것이다. 어느 쪽을 선택하느냐는 소비자 마음이겠지만 부디 한 번이라도 천연 누룩 된장을 맛보기 바란다.

된장이 만들어지는 과정에서 다양한 균이 작용해 비타민, 효소, 호르몬, 아미노산 등 생리활성 물질을 만든다. 우리에게 필요한 물질을 자연스럽게 제공해 주는 셈이다. 요즘 영양보충제를 구입해서 필요한 영양소를 일부러 섭취하는 경향이 있는데 된장국 한 그릇이면 충분하다.

가격이 다소 비싸지만 좋은 원료로 만들어 맛도 좋고 영양도 듬뿍 들었다면 그게 더 낫지 않을까? 멀리 보면 같은 돈이 들더라도 건강하게 살 수 있게 해 주는 것은 제대로 된 공정을 착실히 밟아서 만든 제품이다. 나는 영양이라는 개념은 일단 머릿속에서 지우는 편이 낫다고 생각하지만 (이 이유는 나중에 말하겠다.) 제대로 만들어진 것은 과정을 빠뜨리고 만든 것에 비해 영양가가 확실히 높다고 자신 있게 말할 수 있다.

천연 균을 이용한 여러 가지 발효식품

마루카와 된장에서 채취한 누룩곰팡이는 현재 간장, 식초,

청주 등 여러 가지 발효식품을 만드는 데 쓰인다. 처음에는 된장용으로 채취한 누룩곰팡이를 다른 발효식품에 쓸 수 있을지 솔직히 알 수 없었다. 하지만 "같은 누룩곰팡이니까 어디 한번 해 볼까?" 하고 시험해 본 결과, 멋지게 성공했다. 아직 종류는 적지만 천연 균으로 만든 전통 발효식품이 전국으로 차츰 퍼져 나가고 있다.

간장은 시즈오카 현에 있는 사카에 간장 양조에서 들여온다. '곳간의 이슬'이라는 상품인데 원료인 콩과 밀은 전국의 자연재배 농가에서 재배한 것을 쓴다. 식초는 후쿠오카 현의 쇼분 식초에서 만드는 '누룩 장인이 빚은 곳간 식초'를 들여온다. 이 상품의 원료인 쌀은 아키타 현 오가타의 이시야마가 자연재배한 사사니시키 쌀이다.

청주는 지바 현의 기도이즈미 주조와 데라다 혼케에서 빚은 것이 상품화되었다. 원료인 쌀은 식초와 마찬가지로 이시야마가 자연재배한 사사니시키 쌀이다. 가열하지 않았기 때문에 품목에 따라서는 뚜껑을 열었을 때 자칫 불꽃이 튈 만큼 균이 살아 있으므로 반드시 냉장 보관해야 한다. 균이 살아 있기 때문에 상온에 두면 발효가 진행되어 식초가 되고 만다.

발효식품으로 잊지 말아야 할 또 하나가 바로 낫토다. 볏짚에 사는 천연 낫토균으로 낫토를 만드는 곳은 도치기 현 모카에 있는 후쿠다라는 회사인데, 잡지나 신문에도 자주 소개된 꽤 유명한 회사이다. 내게 천연 균 문제를 일깨웠던 의사가 인터넷에서 이곳을 발견하고 바로 연락을 넣었다. 사장인 후쿠다 요시오의 이야기에 따르면, 모카 지방 농촌에 남아 있는 고유의 식문화가 완전히 사라지기 전에 아버지에게서 아들로, 아들에게서 손자로 맥을 이어갈 수 있는 낫토를 부활시키고 싶다는 생각에서 천연 낫토균으로 낫토를 만들기 시작했다고 한다. 원래 천연 볏짚 낫토는 농가에서 겨울철 농한기에 집집마다 먹을 만큼만 만들었다. 그러나 요즘에는 이것을 만드는 농가가 거의 사라져서 좀처럼 먹기 어렵다고 한다.

낫토도 제철이 있다

낫토에 제철이 있다는 사실을 아는 사람은 뜻밖에 많지 않다.

낫토는 겨울이 제철이다. 볏짚은 가을걷

이가 끝나야 얻을 수 있고, 콩도 가을에 딴다. 그러고 나서야 낫토를 만들 수 있다. 백화점이나 슈퍼마켓에서 종종 볏짚으로 싼 낫토를 팔기는 하지만 이때 볏짚은 단순한 포장일 뿐, 거기에 사는 균으로 낫토를 만들지는 않았을 것이다.

낫토균은 다른 말로 '고초균(枯草菌, Bacillus subtilis)'이라고도 하는데, 식물의 이파리가 시들어 갈 즈음 활동이 왕성해진다. 나도 이 사실을 몇 년 전에야 알았다. 그때까지 부끄럽게도 제철도 모르면서 천연 볏짚 낫토를 팔고 있었다. 어느 여름날 매장을 방문한 고객의 말이 제철을 알게 된 계기였다. "이 낫토, 확실히 자연산은 맞을지 모르겠지만 끈적끈적한 실이 탄력이 별로 없네요." 사실은 나도 그 점이 이상하다고 생각해 왔지만 낫토에 제철이 있다는 생각이 아예 없었기 때문에 이유를 확실히 알지 못했다. 후쿠다 사장과 이야기를 나누고서야 겨울에 실의 탄력이 가장 강하다는 사실을 깨달았다.

그런데 슈퍼마켓 등지에서 파는 낫토는 여름철에도 실이 죽죽 늘어난다. 여름에도 실이 잘 늘어나게끔 유전자를 조작해서 낫토균을 만들었기 때문이다. 이래서야 아무리 좋은 콩을 썼더라도 자연스러운 상태가 아니다. 재료가 아깝기 짝이 없는 일이다. 콩이 들어간 식품이 낫토만 있는 것도 아니므로 여름엔 찬 날두부를 양념간장에 찍어 먹으면 어떨까? 이런 식으로 계절 음식의 맛을 즐기는 것도 중요하다.

된장국은 자연이 만든 완성형 음식

발효식품이야말로 자연이 만든 완성형 음식이 아닐까? 자연 상태의 재료가 공기 중에 사는 균과 조화를 이루고 시간이 흐름에 따라서 새로운 모습을 갖춘다. 일본 발효식품의 원료는 대부분 쌀이나 콩, 보리 등 논밭에서 자라는 작물이다. 1장에서 4장에 걸쳐서 이야기한, 흙과 씨앗이 만들어 낸 세계에 균이라는 존재의 활동이 더해지고, 거기에 우리 인간의 감과 기술이 엮여 들어간다. 여기에서 이야기한 대로 인간이 자연의 규칙을 무너뜨리지 않으면서 자연이 만드는 과정에 개입하기란 매우 힘든 일이다. 인간의 이기심 때문이다. 인간은 곧잘 자기가 자연을 마음대로 휘둘러도 되는 존재라고 착각한다.

인간이 자연을 제멋대로 휘두르지 않고 자연의 규칙을 충실히 따르면서 조심스레 관여할 때 비로소 자연에 속한 모든 존재가 하나가 되고 진짜 발효식품이 만들어진다. 발효식품이 자연이 만든 완성형이라고 믿는 이유가 여기에 있다.

균은 인간에게 필요한 것

1장이나 2장에 나온 부패 실험으로도 알 수 있듯이 균은 저마다 역할이 있다. 깨끗한 균과 더러운 균, 좋은 균과 나쁜 균이 따로 있는 것이 아니라 환경에 맞추어 각각 작용한다.

쌀이나 감 등을 술로 만드는 효모균, 술을 식초로 만드는 초산균은 으레 유용한 균으로 여겨져 미움을 받지 않는다. 그러나 부패를 유발하는 세균은 해롭다며 눈엣가시로 여기기 일쑤다.

하지만 인간이 싫어하는 세균이 정말로 나쁜 균일까? 다시 부패 실험을 떠올려 보기 바란다. 사람들이 해로운 세균이라고 생각하는 부패균의 작용으로 채소가 썩었고, 썩은 채소는 곧 물이 되었다. 지구의 불순물을 분해해서 자연의 모습으로 지구에 돌려주었다고 봐도 무방하다. 말하자면 정화 및 수리 작용이다. 오히려 세균은 자연을 거스르며 생산된 물질을 조금이라도 빨리 분해해서 지구에 환원시키는 중요한 역할을 맡고 있는 셈이다.

　채소가 썩는 동안에는 균이 채소를 내쫓는 듯이 보이기 때문에 나쁜 작용이 일어나고 있다고 생각하기 쉽지만 너그러운 눈으로 보면 균은 악당이 결코 아니다.

　인간만 눈엣가시로 여길 뿐 자연에서는 선한 균과 악한 균이 따로 존재하지 않는다. 상황에 맞추어 각각의 소재나 환경에 걸맞은 균들이 그저 제 할 일을 할 따름이다. 그저 그뿐인 간결한 세계. 달리 표현하자면 자연은 모든 존재가 저마다 역할을 하는 세계다.

　사람들 대부분은 균이라고 하면 아마 세균, 바이러스, 곰팡이, 미생물, 제균이나 살균 같은 말부터 떠올릴 것이다. 하나같이 그리 좋은 인상을 풍기는 말이 아니어서 마치 더러운 존재라 여기기 쉽다.

　균 중에는 우리가 살아가는 데 필요한 것도 있고 종류에 따라서는 위험에 빠뜨리는 것도 있는데(그렇다고 균이 나쁘다는 말은 아니다), 균에 붙는 단어는 뒤죽박죽인 것 같다.

　하지만 균은 악당이 결코 아니다.

　알고 보면 우리 몸도 곰팡이나 세균으로 이루어져 있다. 그러므로 만약 균이 더러운 존재라면 우리도 더러운 존재가 되고 만다.

세계에 자랑할 만한 발효식품도 균이 존재하지 않으면 만들 수 없다. 균이 더럽고 해로운 존재라면 계속 먹었을 리가 없다.

천연 균으로 발효식품을 만드는 나와 내 동료들은 자연에 존재하는 균의 고마움을 세상에 널리 알리는 일을 하고 있는지도 모른다.

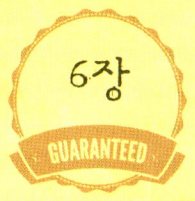

자연은 선하지도 악하지도 않다

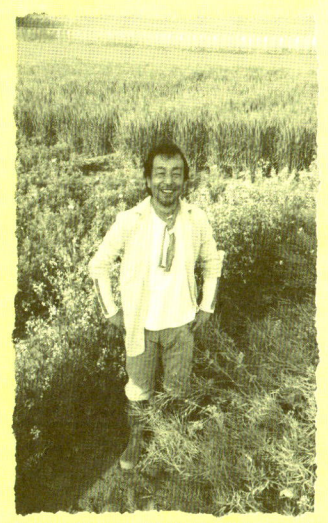

지바 현 실험 농지. 밭을 빠져나가는 바람이 상쾌하다.

할 수 있는 일부터 조금씩 하라

지금까지 채소, 비료, 흙, 씨앗, 그리고 균에 관한 이야기를 했다.

이들을 둘러싼 세계에서는 동시에 같은 일이 벌어지고 있다. 지구상에 존재하는 자연은 이어져 있으며 하나가 모자라면 크게 뒤틀리고 만다.

단추 하나를 잘못 꿰어서 인생을 망쳤다고 흔히들 말하는데, 자연도 똑같다. 그리고 지금까지 자연의 단추를 어긋나게 한 것은 다름 아닌 우리 인간이다.

우리 손으로 균형을 무너뜨렸다면 우리 손으로 되돌려야 하지 않겠는가.

그 첫걸음으로 나는 자연재배와 천연 균 발효식품의 개발에 매달렸다. 그 결과, 주변에서 불가능하다며 의심 어린 눈길을 보내던 자연재배 채소와 천연 균 발효식품 모두 제대로 만들게 되었다. 비료나 농약을 더하지 않아도, 균을 조작하지 않아도 우리가 먹는 것은 제대로 자란다. 환경과 지구에, 그리고 인간에게도 부담을 안겼던 지금까지의 방법을 따르지 않더라도 먹거리를 제대로 만들 수 있다.

우선 소비자는 자연의 섭리에 따라 만들어진 먹거리가 세상에 존재한다는 사실을 알았으면 좋겠다. 물론 모든 음식을 당장 갈아치우지 않아도 된다. 시판되는 식품이 대부분 먹지 못하는 것이라고 괴로워할 필요도 없다. 할 수 있는 일부터 조금씩 시작하면 된다. 이를테면 된장을 천연 누룩곰팡이로 만든 것으로 바꾼다거나, 비싸다는 생각이 들면 일주일에 한 번만 천연 누룩곰팡이 된장으로 된장국을 끓인다거나 하는 사소한 일부터 시작해 보자.

농가가 유기재배에서 자연재배로 재배 방식을 전환하려 할 때 나는 꼭 이렇게 말한다.

"논이나 밭을 자연재배로 한꺼번에 전부 바꾸지는 마세요."

"자연재배는 반드시 논밭의 일부에서 시작하세요."

3장에서도 이야기했듯이 흙이 다시 태어나기까지는 시간이 걸린다. 그렇기 때문에 농지를 한꺼번에 자연재배로 바꾸면 흙이 정화되는 동안 농작물의 수확량이 떨어질 수도 있다. 이래서는 곤란하다. 농사로 생계를 꾸리는 사람은 그동안에도 농사로 먹고살아야 한다. 무턱대고 전부 바꾸었다가 농작물을 거두지 못하면 보상받을 길이 없다.

또 흙이 다시 태어나는 과정을 견딜 수 있는 정신력이 있어야 한다. 흙을 정화하기 위해 벌레도 모여들고 병도 생기는데 그 모습을 보고 "흙이 다시 태어나면 농작물이 반드시 제대로 자랄 거야."라고 변함없는 믿음을 유지하기란 매우 힘들다. 애써 공부하고 기껏 시작했는데 계속하지 못한다면 흙은 도로 아미타불이 될지도 모른다. 그러므로 농가에서도 부담이 크지 않게 할 수 있는 일부터 시작해야 한다. 그들에게 이런 조언을 하는 것이 바로 내 역할이다.

자연에서는 열매가 맺고 그 열매가 익는 데 시간이 필요하다. 마찬가지로 매사에 제대로 된 결과를 내려면 어느 정도 시간이 걸리는 게 당연하다. 이루고자 하는 이상의 세계는 결코 한달음에 도달할 수 없다.

결과가 나오기까지 걸리는 시간이 짧다면 그것이 오히려 부자연스럽다. 빠른 시간 안에 결과가 나오게 하기 위해서는 대부분 공정을 생략하는 수밖에 없으니 말이다.

한 가지라도 좋으니 우선 착실하고 허술하지 않게, 생략하지 않고 순서대로 해 본다. 할 수 있으면 다음으로 넘어가 다시 순서를 밟는다. 나는 자연을 보면서 속이 꽉 찬 하나하나가 모여서 큰 것이 되고 무언가를 움직이는 힘이 된다는 사실을 깨달았다.

식물을 먹는다는 의미

이제 '해충'이니 '잡초'니 '유해균'이니 하는 것이 사람이 만들어 낸 개념이라는 사실도 알았을 것이다.

자연에서는 모든 벌레가 저마다 역할이 있고, 잡초라 불릴 만한 풀은 없다. 균의 세계에서도 나쁜 균은 존재하지 않는다. 그 증거로 옛날이나 지금이나 숨을 이어가고 있는 수많은 산을 들 수 있다. 산은 영원토록 초목이 우거지고 생명을 이어간다. 거기에는 해충이나 병원균도 분명히 존재한다. 하지만 대자연 속에서는 그것들이 못되게 굴더라도 특별히 두드러지지 않을뿐더러 대부분 절묘한 균형을 유지한다. 그저 존재할 뿐 못된 짓은 하지 않는다. 자연은 그런 세계이다.

생명의 구조는 비록 다를지언정 생명체라는 점에서 식물과 인간은 똑같다. 옛날 사람들도 당연히 그렇게 파악했을 것이다. 그리고 선인들의 유전자를 이어받은 우리 역시 그 사실을 마음으로 느끼며 살아간다. 식물과 자신이 같은 존재임을 깨달았을 때 머리로 이해하는 것이 아니라 마음이 반응하고 감각으로 느낄 수 있을 것이다.

우리도 선과 악이 따로 없는 자연에서 살고 있다. 모든 생물이 균형을 지키며 공생하는 이 세계에 우리가 존재할 수 있다는 말은 다른 무언가가 우리를 살려 주었다는 뜻이 아닐까? 인간이라는 생명체는 이 지구에 탄생했을 때부터 식물이나 동물을 먹으며 살았다. 식물과 동물이 없었다면 인간의 생명은 이어지지 않았다. 자연의 다른 존재가 우리를 살린 것이다. 사냥할 줄 아는 인간은 그 사실을 곧잘 잊고 자신이 가장 힘 있는 존재라고 착각한다.

식물이든 동물이든 인간이든, 생명은 모두 대등하다. 다만 역할이 다를 뿐이다. 인간은 생각하는 힘이 있고 움직일 수 있는 생명체이다. 식물은 그 자리에서 움직이지 못한다. 한자리에서 느긋하게 자라서 동물이나 인간에게 자신의 존재를 맡기고 동물이나 인간이 생명을 이어 갈 수 있게 도와주는 고마운 존재이다.

이런 식물을 먹음으로써 우리는 생명을 이어갈 수 있다. 생명의 순환은 차별과 선악과 우열이 없는 자연의 흐름 속에서 제대로 이루어진다. 그런데 인간이 자기 편할 대로 식물이나 동물을 다루는 바람에 조화를 깨뜨리고 말았다.

그 결과 무엇보다도 살기 어려워진 것은 다름 아닌 우리 인간이다. 스스로 불러들인, 자연을 거스르는 악순환을 원래 모습대로 되돌리려면 이제 달리 생각하고 달리 행동해야 한다. 바야흐로 그런 때가 왔다.

옛날에 비해 턱없이 낮은 채소의 영양가

고도성장 시대부터 지금까지 사람들은 더 높고 더 강하고 더 풍요로워지기 위해서 땀 흘려 일해 왔다. 동시에 화학 등의 힘을 빌려서 효율과 속도를 추구했다. 그렇게 해서 세상은 눈에 띄게 편리해졌고 사람들의 생활수준도 상승했다. 이러한 발전이 풍요로운 삶을 추구한 사람들의 노력 및 개발을 거듭한 기술과 화학의 힘 덕분이라는 사실은 분명하다. 분명 고마운 일이다.

하지만 효율을 좇고 과정을 건너뛰며 속도를 높여서 편리한 세상을 만들고 나니 우리에게 돌아오는 것은 오히려 부정적인 것들이다.

채소를 생각해 보자. 화학비료 등의 힘을 빌려서 재배 기간을 단축시키고 수확량을 훌쩍 늘렸다. 하지만 자료를 보면 30년 전과 비교해서 영양가가 몹시 떨어졌다.

'일본 식품 표준 성분표'를 바탕으로 1950년과 2000년의 채소 100그램당 영양가를 비교해 보면 시금치의 철분은 13밀리그램에서 2밀리그램으로 떨어졌다. 80퍼센트나 감소한 것이다. 또 당근의 비타민A는 1만 3500밀리그램에서 4950밀리그램으로 60퍼센트 넘게 감소했다.

나이 많은 사람들이 곧잘 "옛날에는 채소 맛이 이렇지 않았다."라는 말을 하는데, 맛뿐 아니라 질도 떨어졌다. 채소의 본질적인 부분이 나빠졌다고 할 수 있다.

이 말은 곧 진짜 채소를 손에 넣기 어려워졌다는 뜻이다. 그래서 '옛 방식을 따르는 농법'이라고 부르짖는 유기재배가 이토록 널리 퍼졌는지도 모른다. 옛날 농법으로 재배한 채소라면 맛있고 안전하며 영양도 듬뿍 들어 있을 듯한 마음에 사람들은 앞다투어 유기농 채소를 찾는다. 하지만 실제로는 유기농업에도 문제가 발견되었다.

이것은 비단 채소에서만 나타나는 문제가 아니다. 사람들이 전통이나 문화, 우리 것 등의 단어에 이끌리거나 원래의 것을 추구하는 경향이 나타나는 것도 같은 이유에서다. 계속해서 더 나은 것을 추구하면서 만들어 낸 새롭고 편리한 것이 그때 그 순간만 만족시켜 줄 뿐 본질을 채워 주지는 못한다는 사실을 깨달았기 때문이다.

이 세상에서 일어나는 일, 태어나는 것은 모두 필요해서 일어나고 만들어졌을 터이다. 그러나 시대가 바뀌면 악당 취급을 받는다. 그 자체는 아무것도 바뀌지 않았는데 말이다. 이것이 흔히 말하는 필요악이다. 그것을 그대로 내버려 두면 그 상태에서 더 이상 진화하지 않는다.

과거를 알고 그로 인해 무언가를 배워서 어느 시대 누구에게나 해당하는 보편적인 풍요로움을 실현해 가는 과정이야말로 우리가 앞으로 걸어야 할 길이 아닐까?

되돌아가기가 아니라 앞으로 나아가기

원점으로 돌아가는 일은 분명히 중요하다.

하지만 완전히 원점으로 되돌리는 것은 사람이 지금까지 제 힘으로 만든 것, 이끌어 낸 결과를 일방적으로 부정하는 것이기도 하다. 그러므로 처음으로 완전히 되돌리기보다 우리가 만들어 낸 현재의 세상과 사물을 취사선택해서 나쁘다고 여기기 쉬운 부분에도 눈길을 돌리고 거기에 어떤 의미가 있는지 생각해야 한다. 그렇게 배운 것에서 미래로 이어지는 답을 이끌어 낸다. 이것은 나 자신의 과제이기도 하다. 또한 인간이 걸

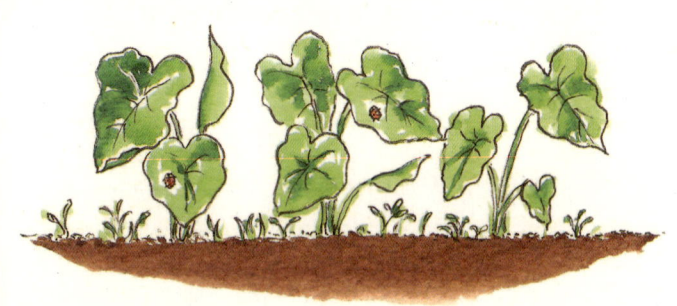

어온 역사를 의미 없는 것으로 만들지 않기 위해서라도 필요한 자세 아닐까?

밭의 흙을 만들 때 거치적거린다고 생각하던 벌레는 밭에 필요 없는 것을 먹어 주는 존재이고, 잡초는 흙을 진화시켜 주는 존재이다. 자연에 존재하는 모든 것이 진화로 나아가는 과정이다.

우리 인간이 만들어 낸 필요악도 그저 나쁘다고 할 것이 아니라 진화에 필요한 요소로 여긴다면 앞으로 나아가는 힘이 될 것이다. 어떤 일이든 '이것이 있으니 좋은 방향으로 나아갈 수 있다.'라는 식으로 생각해 보면 어떨까?

진부한 말이지만 괴롭고 힘든 일도 진화를 향한 과정일지 모른다. 이렇게 생각하면 언뜻 불리하거나 불합리해 보이는 일에도 미움이나 부정적인 마음을 품는 것이 오히려 부자연스러운 일처럼 여겨진다. 나를 성장시켜 주기 위해 생긴 일이기 때문이다.

말만으로 이해하기란 그리 쉽지 않을 것이다. 그럴 때는 부디 다시 한번 벌레와 풀, 자연 전체를 차분히 바라보기 바란다.

자연스럽지 못한 것을 자연스럽게 되돌리는 힘

우리에게는 원래대로 되돌릴 수 있는 힘이 있다. 능동적인 자연의 일원이기 때문이다. 비료가 들어간 흙을 벌레나 풀이 정화하고, 불순물이 들어간 채소를 균이 물로 되돌려 놓듯이 자연은 인간이 더럽힌 것, 퇴화시킨 것을 원래대로 되돌리려는 항상성을 가지고 있다. 자연을 본보기 삼으면 우리 인간도 자신이 만든 자연스럽지 못한 것을 자연스럽게 되돌릴 수 있다.

"비료는 영양이다.", "벌레 먹은 채소가 맛있다.", "이파리가 진한 녹색일수록 맛있는 채소다." 등 일반적으로 당연하다고 여기는 것이 당연하지 않을 수 있다. 이 사실에 눈 뜬 생산자가 늘어났기에 자연재배나 천연 균 발효식품이 조금씩 늘고 있고 소비자 곁에도 진짜 먹거리가 찾아가게 되었다.

이처럼 우리 스스로 자연스럽지 못한 것을 가려낼 줄 아는 힘을 기르는 것이 자연스럽지 못한 것을 자연스럽게 되돌리는 첫걸음이다.

늘 당연히 여기던 것에 조금만 더 눈길을 주자. 상식이라고 불리는 것을 자연에 견주어 보고 그것이 정말로 자연스러운 것인지 생각하자. 항상 이런 식으로 생각하는 버릇을 들이자. 우리의 작은 발걸음이 세상을 바꿀 것이다.

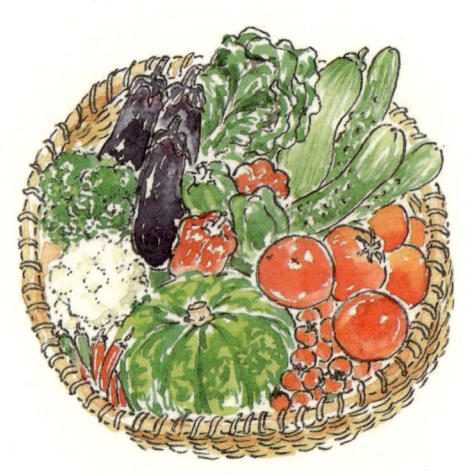

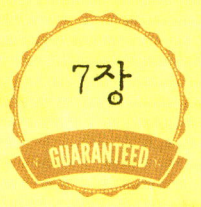

채소에서 배우는 삶의 방식

채소와 인간은 같다

자연재배와 관련된 일을 하면서부터 시간이 흐를수록 '채소와 인간은 같다.'라는 생각이 깊어만 갔다.

이러한 생각은 어느 의사를 만나면서 확신으로 바뀌었다. 5장에서 슬쩍 언급하기도 했는데, 균에 관한 물음을 던져 우리에게 천연 균이라는 새로운 도전의 계기를 마련해 준 호스멕 클리닉의 원장 미요시 모토하루다.

미요시 원장은 생활습관병 전문의로 아토피, 화학물질과민증, 새집증후군 등 알레르기 환자를 주로 진찰한다. 그런데 약 한 알 처방하지 않고 검사도 하지 않는다. 과연 어떻게 환자를 진찰할까? 선생은 환자에게 생활습관을 꼼꼼하게 묻고, 때로는 환자가 사는 곳까지 찾아가 증상의 원인을 밝혀내기도 하며, 그 원인을 해결하기 위한 개선점을 일러 준다. 즉 병을 근본적으로 치료하기 위한 진찰을 한다. 엑스레이 등을 이용한 검사는 그것만으로도 몸에 부담을 주고, 약은 증상을 일시적으로 누그러뜨리는 데는 도움이 되지만 근본적인 원인을 놓치게 한다고 생각해서 여느 병원에서 하는 통상적인 진찰은 하지 않는다.

상식적으로 생각하면 꽤나 별난 의사 같지만 미요시 원장은 의사로서 현대의 식량 생산 사정, 주택, 의류 외에도 알레르기를 일으키는 원인이 될 만한 요소를 치밀하게 조사하고 관련 업체나 기업에 문의해서 회답을 얻는 등 고통 받는 환자들을 위해 진지하게 일을 하고 있다. 우리 회사에 전화를 건 것도 안전성을 내세우는 유기농 채소나 무첨가 식품조차 먹지 못하는 화학물질과민증 환자가 먹을 만한 식품을 찾기 위해서였다.

미요시 원장을 만나면서 나는 채소 이외의 분야인 식품이나 생활 잡화 등 다양한 각도에서 지금까지 알 도리가 없었던 충격적인 사실을 깨달았다. 더불어 음식과 약이 인체에 어떤 영향을 미치고 어떤 병을 일으키는지 알게 되었으며, 인체에 일어나는 일과 채소에 일어나는 일이 아무런 차이가 없다는 의학적 뒷받침도 얻었다.

이 장에서는 내가 실천하고 있는 '의사와 약에 기대지 않는 삶의 방식'을 미요시 원장이 뒷받침해 준 의학적 근거와 함께 이야기하려 한다. 의사에게 기대지 않는다면서 미요시 원장에게서는 많은 도움을 받았다.

'들이지 않고 내보내는' 건강법

내가 평소 생활에서 실천하는 방법을 먼저 소개한다.

간단히 말해서 '들이지 않고 내보내는' 것이다. 그것뿐이다.

구체적으로는 다음과 같다.

- **첨가물이나 화학물질은 되도록 몸에 들이지 않는다.**
  채소를 고를 때는 농약과 비료를 쓰지 않은 것, 비료를 썼더라도 동물성 비료가 아니라 식물성 비료로 키운 것을 고른다.

육류는 채소에 비해서 어떤 환경에서 어떤 사료를 먹여 키웠는지, 가축에게 호르몬제나 항생물질을 투여했는지 생산 단계부터 최종 소비자 단계까지 이르는 과정을 파악하기 어렵지만 구입처에 이런 질문을 했을 때 정직하게 알려 주는 믿을 만한 가게를 찾는다. 조미료도 마찬가지다. 자연의 규칙대로 만든 것을 먹는다는 것은 완벽하지는 않더라도 되도록 불순물을 몸에 들이지 않는다는 뜻이다.

또 약이나 영양보조제, 건강식품은 피한다. 처음부터 자연의 에너지가 가득한 식사를 하면 약이나 영양보조제에 돈을 들일 필요가 없다. 밥을 맛있게 먹는 것만으로도 몸은 깨끗해질 수 있다.

'부자연스러운 것을 몸에 들이지 않는' 것이 건강하게 사는 방법의 핵심 중 하나다. 이어서 다른 하나를 소개한다.

● 몸속에 쌓인 독소를 내보낸다.

건강한 채소를 재배하려면 먼저 흙에서 농약이나 비료의 성분을 빼내야 한다. 흙에서 비독을 제거하면 흙이 따뜻하고 부드러워져서 채소가 잘 자라듯이 사람도 어깨 결림이나 뭉친 혈액을 풀어 주거나 림프액을 흘려 보내면 안색이 좋아진다.

흙의 비독을 바깥으로 내보낼 때는 먼저 흙을 일구고, 식물 뿌리로 흙 속에 남은 비독을 빨아올리는데, 그렇다면 사람은 어떻게 독소를 내보낼까?

사람의 몸속에 쌓인 독은 땀이나 배설물, 생리 등으로 배출된다. 되도록 건강한 식재료로 만든 음식을 먹는 것도 몸속에 있는 독을 바깥으로 내보내는 데 도움이 된다.

나는 사람이 병에 걸리는 일이 몸속에서 독을 많이 내보내 일어나는 현상이라고 생각한다.

채소를 떠올려 보자. 채소에 생기는 병은 흙 속에 쌓인 비독을 내보내려는 정화 작용이었다. 사람의 몸도 몸속에 허용량이 넘은 어떤 원인을 바깥으로 내보내려 하고 그것이 바깥으로 나오는 것이 병이다.

채소가 싱싱하게 자라려면 흙에서 비독이 완전히 빠져야 하듯이 사람이 병에서 나으려면 병의 원인이 몸속에서 다 빠져나와야 한다. 그러므로 병에 걸리면 그 원인을 몸 바깥으로 배출하는 것이 중요하다. 병이 나면 어쩐지 내 몸이 내 몸 같지 않는 느낌이 드는데, 그것은 몸이 병의 원인을 바깥으로 내보내려 한다는 신호이다.

감기에 걸린 사원을 한껏 칭찬하다

나는 감기에 걸려도 약으로 열을 내리지 않는다. 우리 회사 내추럴하모니의 사원들도 마찬가지다.

사원이 감기에 걸리면 약을 먹으라고 권하기는커녕 "그거

참 다행이네!" 하며 기뻐한다.

왜냐하면 감기에 걸려서 열이 나면 온갖 병을 예방할 수 있다고 보기 때문이다. 감기는 몸속에 쌓인 노폐물이나 독소를 몸 바깥으로 배출하려는 몸의 신호이다. 열은 몸속에 침입한 감기 바이러스를 죽이기 위한 몸의 작용이고, 기침이나 콧물 등 여러 증상은 노폐물이나 병원균을 몸 바깥으로 배출하는, 말하자면 몸의 대청소 같은 것이다.

미요시 원장은 이렇게 말했다.

감기에 걸렸을 때 몸속의 모든 에너지는 바이러스와 싸우는 데 집중하려 한다. 그래서 식욕도 없어지고 몸이 나른해진다. 에너지가 그쪽으로 향하지 않기 때문에 생기는 현상인데, 체력을 회복해야 한다며 식사를 억지로 하고 나른한 몸을 억지로 움직이면 그 일에 에너지를 써야 하므로 회복이 더뎌진다. 식욕이 없는 것은 먹지 않아도 된다는 신호이고, 몸이 나른한 것은 움직이지 말라는 신호이다.

이것은 나 역시 내 몸의 목소리에 귀를 기울여서 알게 된 일이다.

자연재배에서는 보리의 뿌리를 이용해 흙에서 정기적으로

비독을 뺀다. 마찬가지로 감기도 생리적으로 일어나는 자연 해독 작용일지도 모른다.

약에만 의존하면 우리 몸의 자연 치유력이 낮아진다. 그러므로 감기가 들더라도 약을 먹지 않고 아무것도 하지 않는 것이 가장 좋은 치료가 아닐까 싶다.

상처도 감기와 똑같다. 넘어져서 상처가 나고 그 부분이 근질근질하거나 곪아도 약을 바를 필요가 없다. 피부를 정상으로 되돌리는 과정에서 고름이 잡힌다고 보기 때문이다. 또 상처 부위가 근질근질한 것은 몸을 상처로부터 지키려는 몸의 기능과 외부에서 들어오려는 균이 맞서 싸우기 때문에 일어나는 증상이다. 여기에 화농 억제제나 소독약을 바르면 모조리 죽고 만다. 증상은 누그러질지 몰라도 면역력과 조절 기능도 떨어지므로 결국 상처에 쉽게 감염되는 몸이 될지도 모른다.

흙이 묻었으면 씻으면 되고, 피가 나오면 씻은 뒤 붕대를 감으면 된다. 상처 난 부위를 물에 대 보면 알겠지만 피부가 저절로 오그라들면서 이물질을 받아들이지 않으려 한다. 사람의 몸은 생각보다 훨씬 뛰어난 힘을 지니고 있다.

약에 기대지 않는다

내게는 아이가 둘 있다. 아들은 고등학생이고 딸은 중학생인데 이 아이들은 태어나서 지금까지 약을 먹거나 바른 적이 한 번도 없다. 학교에서 하는 예방접종도 받지 않았다. 이 책에서 줄곧 다룬 채소 이야기, 병이나 약 이야기를 어린 시절부터 듣고 자랐기 때문에 감기에 걸렸을 때 약을 먹지 않아도 불안해하지 않는다.

감기는 대부분 바이러스가 원인이라고 한다. 그래서 병원에서는 치료제로 항생물질을 처방하는데, 의학 상식에서는 항생물질이 감기에 듣지 않는다고 한다. 그런데도 의사가 항생물질을 처방하는 까닭은 환자를 안심시키기 위해서다. 다른 나라 사람에 비해 특히 약 소비량이 많은 일본인은 '무언가에 기대지 않으면 금세 불안을 느끼는' 심리가 강한 건지도 모른다.

약이 무용하다는 의식이 요즘 예방접종에서도 나타나는 것 같다. 의사 중에서도 인플루엔자 예방 접종은 의미가 없다고 생각하는 사람이 많다고 하니 말이다.

내 생각도 마찬가지라 병에 걸린 것도 아닌데 병에 걸릴 것을

걱정해서 아이에게 예방접종을
맞히는 일을 하고 싶지 않다.

경제적인 부분을 생각하더라
도 약으로 예방하기보다 평소 생활에
서 병원균이 살지 못하는 몸을 만드는 편이 의미
있게 돈을 쓰는 훨씬 나은 방법이다. 자연재배 채소를 비롯해
품질이 좋은 식품은 시판되는 대부분의 식품에 비하면 아무래
도 비싸다. 하지만 자신의 몸과 소중한 사람의 몸을 만드는 음
식인 만큼 질이 좋은 것을 고르는 게 낫지 않을까?

병에 걸리고 나서 치료하는 데 돈을 쓰느냐, 다소 비싸더라
도 질 좋은 음식을 먹어서 병에 걸리지 않는 몸을 만드느냐. 어
차피 같은 돈이 든다면 나는 매일 먹는 음식에 돈을 쓰고 싶다.

자연재배를 본보기 삼아 아토피와 싸우다

미요시 원장의 말에 따르면 알레르기도 감기나 여느 질병과
마찬가지로 몸속에 쌓인 독을 내보내는 자연스러운 행위라고
한다. 게다가 알레르기를 앓다 보면, 자연 치유력도 높아진다

고 한다.

내추럴하모니의 직원 중에 약을 아예 끊고 아토피 피부염의 자연 치유에 도전한 남자가 있다. 심한 아토피 피부염을 앓던 그는 12년 동안 온갖 약을 쓰고 여러 가지 치료법을 시도했다.

내 강연을 듣고 자연재배 개념을 처음으로 알게 된 그는 3년 후 우리 회사에 들어오고 싶다며 찾아왔다. "자연재배처럼 살아보고 싶다."라고 하면서 그는 약에 찌든 삶에서 벗어나겠다고 굳게 결심했다. 그리고 몸에 들였던 약을 빼내는 날들을 보내기 시작했다.

말로는 이루 표현할 수 없는 힘겨운 나날이었다. 약을 끊고 나서 일주일 후, 그때까지 약으로 억눌렀던 증상이 봇물 터지듯 나타나면서 온몸에 고름 같은 액체가 나오기 시작했다. 이전 같으면 약을 먹거나 발라서 증상을 누그러뜨렸겠지만 그러고 싶지 않은 그는 약의 성분을 몸에서 전부 '내보내기' 위해서 회사를 쉬고 집에서 요양을 시작했다.

흘러나오는 액체가 굳어서 입고 있던 셔츠에 달라붙고, 손발은 움직이지도 못했으며, 목은 평소의 세 배쯤 부어올랐다. 몸에서 나온 액체는 처음에는 투명했다가 노란색으로, 갈색으로 바뀌었다. "12년 동안 몸에 들였던 약을 배출하느라 이러는 거야."라고 믿으며 참고 견디던 나날, 입에 밥 한술 넣지 못하는 상태가 계속되었다.

그러나 이런 고통에 무너져서 다시 약을 바른다면 도로아미타불이다. 그의 몸은 나으려고 온 힘을 다하고 있었다. 그럴수록 몸을 구하기 위해서라도 착실히 먹어서 체력을 붙여야 했다.

'생명이 있는 음식을 먹고 독을 계속 내보낸다.' 이것만이 유일한 길이라고 나는 믿었다. 그래서 아무리 힘들어도 무비료, 무농약으로 키운 자연재배 채소와 쌀, 천연 균으로 만든 된장을 먹으라고 끊임없이 격려했다.

그동안 내가 불안하지 않았다면 거짓말이다.

만약 그에게 무슨 일이 생긴다면, 몸은 낫더라도 마음에 병이 생긴다면 그의 부모를 볼 낯이 없었다.

하지만 그는 '내 몸은 흙과 같다. 반드시 자연으로 돌아갈 것이다.'라고 믿고 끝까지 힘을 냈다. 그리고 투병을 시작한 지 270일이 지났을 때 멋지게 회사로 되돌아왔다. 그런 그가 얼마나 고마웠던지 그만 꽉 끌어안고 말았다.

그는 웃으면서 이렇게 말했다.

"목숨을 하나 더 받은 것 같아요."

그는 지금도 1년 중 몇 달은 자리에 누웠다가 이윽고 회복해서 건강한 모습으로 출근하기를 되풀이하고 있다. 병상에 누워 있는 시간은 해가 갈수록 짧아졌지만 어느 해에는 심한 발작을 일으켰다. 지금까지 몸에 들였던 독소도 거의 다 빠졌겠다고 안심하던 때였다. 그해 투병 생활이 어찌나 힘들었는지 다시 약을 써야 하지 않을까 그 역시 고민할 정도였다고 한다. 하지만 결국 그는 굳은 신념으로 위기를 이기고 다시 회사로 돌아왔다.

그의 사례는 3장에서 이야기한 어느 농가의 사례와 매우 비슷하다. 그 농가는 자연재배로 바꾼 지 약 10년이 지나 흙도 이제 안정되었다고 생각했을 무렵 선충 때문에 피해를 보았다. 자연재배 농가의 피해 사례는 어지간해서 잘 빠지지 않는 유기비료의 비독이 마침내 바깥으로 나왔을 때 일어나는 현상인데, 그의 몸에 일어난 발작 증상은 한방약 때문이 아닐까 생각한다. 자연 재료로 만든 한방약은 효과는 늦게 나타나지만 반복해서 쓰면 몸에 오랫동안 머무르며 효과를 낸다고 한다. 유기비료의 효능과 매우 비슷하다.

앞으로도 그는 독이 빠지는 발작과 끊임없이 싸우겠지만 언젠가도 독이 전부 빠져서 완전히 낫는 날이 올 것이다. 비록 싸움은 길어졌지만 약에 의존하지 않고 사는 길을 찾아내서 근본적인 쾌유를 향해 한 걸음 한 걸음 걸을 수 있는 강인함을 몸에 익힌 것이야말로 무엇보다 귀한 경험일 것이다.

치료하는 동안 그는 서툰 생각으로 무턱대고 약을 끊지는 않았다. 생활습관병 전문의의 지도가 있었기에 다시 살아날 수 있었다. 만약 약을 쓰지 않고 치료하기 바란다면 믿을 수 있는 의사와 상담해 적절한 지시를 받기 바란다.

영양소라는 개념을 먼저 버린다

자연재배 보급에 평생을 바치겠다고 결심했을 때 나는 '영양소'라는 개념을 버리기로 했다.

영양은 농업에서 말하면 비료에 해당한다. 영양분이 모자란다며 이런저런 미량영양소(아주 적은 양으로 작용하는 영양소—옮긴이)를 더해 보충하는 습관을 버렸듯이 비타민이나 미네랄 등 지금까지 배운 것을 전부 백지 상태로 바꾸었다.

평소 식생활에 채소가 부족해서 비타민이 모자란다며 영양보조제를 따로 먹는 사람도 있는데, 이것도 원래는 자신의 그릇된 생활 습관이 원인이다. 그것부터 고치려 하지 않고 영양보조제로 대처하는 것은 채소에 비료를 뿌리는 행위와 같다. 기분은 편해질지 모르지만 효과도 확실하지 않을뿐더러 일시적인 수단에 불과할 뿐이다. 영양보조제를 쓰기 전에 그릇된 식습관부터 고치는 노력을 하는 편이 바람직하다.

언젠가 미요시 원장이 인체의 불가사의라고 할 만한 사실을 이야기해 준 적이 있다. 사람의 몸은 오랜 역사 속에서 만들어진 것이다. 그 오랜 시간을 두고 보면 특정 영양소를 응축해서 몸속으로 들여보내기 시작한 것은 아주 최근의 일이라고 한다. 그래서인지 사람의 몸은 과잉 영양소를 이물질로 판단해서 배출하려고 한다는 것이다.

영양보조제는 바로 특정 영양소를 농축한 것이다. 영양보조제를 먹는다는 것은 평소 섭취하는 식품으로는 채우기 어려운 영양소, 달리 말하면 인간이 자연스럽게 살면서 식품을 먹었을 때는 얻을 수 없는 고농도 영양소를 몸에 들인다는 뜻이기도 하다.

또 지나치게 많이 섭취하면 배출할 때 신상에 부담이 간다고 한다. 병에 걸렸거나 체질을 개선해야 해서 꼭 먹어야 하는 사람도 있겠지만 그렇지 않다면 보조제가 왜 자신에게 필요한지 이해하고 나서 선택하기 바란다.

특별한 지병도 없고 건강하다면, 그리고 식습관이 좋지 않다는 사실을 알고 있다면 일시적인 대처로 문제를 해결하려 하지 말고 진짜배기 쌀과 채소를 먹기 바란다. 물론 에너지 가득한 쌀과 채소를 골라야 한다.

건강하려고 먹는 영양보조제도 배출할 때는 몸에 부담을 준다. 또 효과가 있는 것에는 부작용도 뒤따르는 법이다. 이런 점도 채소와 똑같다. 비료를 주었기 때문에 벌레가 꼬이고 농약이 필요해졌다. 농약은 일시적인 해결책은 되었지만 병충해를 막는 근본적인 해결책은 되지 못했다. 게다가 흙에 비독이 쌓여서 결국 땅이 딱딱하고 차가워지고 말았다.

나는 "만약 농약이 사람이 먹는 약과 같다면……."이라고 생각해 보았다. 지금 병원에서 흔히 처방하는 약 중에 항생물질이 있다. 항생물질을 쓰면 병원균을 비롯한 수많은 균을 죽일 수 있지만, 그중에는 끝까지 살아남아 증식하는 균도 있다. 약의 위력을 이겨내는 내성균이다. 그래서 더욱 강한 항생물질이 개발된다. 그리고 또 내성균이 나타난다. 의학계에서도 언젠가 항생물질의 개발이 내성균의 출현을 뒤쫓지 못할 날이 올지도 모른다며 우려하고 있다고 한다.

토양에 사는 균인 미생물 중 잡균이라고 불리는 것에도 중요한 역할이 있다. 아무리 좋은 균이라 하더라도 하나만 뛴다면 좋은 일이 아니다.

농가에 전해지는 옛말 중에 '흙은 사람과 같다.'라는 말이 있다. 토양미생물은 체내세포와 매우 비슷하다고 한다. 일을 하면서 나는 자연에 서식하는 모든 존재가 서로 어우러져 균형을 지키고 있다는 사실을 매일같이 피부로 느낀다.

한 가지의 효과에 매달리지 않으므로 불이익도 생겨나지 않는다. 자연에서 배워야 할 모습이 여기에 있다.

싫다고 생각하던 것에 감사하는 마음가짐

내가 이 책으로 말하고 싶었던 것은 단순히 채소나 병에 관한 사실이 아니었다. 자연스러운 삶을 살면 우리에게도 채소와 똑같은 일이 일어난다는 사실이다. 여기서 말하는 자연스러운 삶이란 자연을 모방한 삶을 뜻한다.

예컨대 잡초가 흙의 진화를 돕는 역할을 하고 벌레나 알레르기가 병의 근원을 없애 주는 존재이듯이 자연을 돌아보면 내게 불편하고 싫은 존재처럼 보이는 것에도 의미가 있다.

"벌레가 많이 생겨서 올해 채소 농사는 망쳤어."

이것은 지금까지 뿌린 농약과 비료 탓이다.

"그 사람이 싫은 소리를 하니까 나도 할 마음이 안 생겨."

정말로 '그 사람' 때문일까?

자신이 끔찍하게 여기는 것에 고마워하기란 분명 쉬운 일이 아니다. 억지로 감사하라는 말이 아니다. 하지만 자연을 둘러보면 그토록 싫어하던 것도 사실은 싫은 존재가 아니라는 사실을 알 수 있으므로 처음부터 고마워할 수 있다.

인간이 자기에게 좋은 것만 고르는 것도 진화 과정에서는 당연한 일이다. 다만 지금만 좋고 말 것인지 먼 장래의 마지막 결과까지 좋을 것인지는 어떻게 보느냐에 따라 달라진다. 눈앞의 결과를 고를지 멀리 내다보고 더 좋은 결과를 고를지에 관한 답은 두말할 필요도 없이 모두 같을 것이다.

자연재배는 욕심 많은 농법이다. 막 시작했을 때는 수많은 어려움이 닥칠지도 모른다. 하지만 시간이 갈수록 밭이나 채소의 상태가 좋아져서 결과적으로 질 좋은 것을 얻을 수 있다. 농약이나 비료에 돈을 들일 일도 없으니 낭비도 줄뿐더러 좋은 결과를 매우 간단하게 얻을 수 있다.

이렇게 하면 채소가 잘 자라지 않는 원인을 기후니 벌레니 균이니 하는 다른 것의 탓으로 돌릴 일도 사라진다. 결과에는 반드시 원인이 있다. 출발점에서 목적지까지 길이 곧게 뻗어 있으므로 걸어가야 할 길이 분명하게 보인다. 지금 자연재배를 하고 있는 사람들도 그 사실을 알고 있기 때문에 눈앞에 벌레나 병이 나타나도 비료와 농약에 기대지 않고 계속 작물을 재배한다. 벌레나 병이 나쁜 것이 아니라고 생각하게 되었기 때문이다.

요즘 세상은 간단하게 살 수 없을 만큼 복잡하기 짝이 없다. 하지만 자신을 둘러싸고 일어나는 모든 일은 사회나 남의 탓이 결코 아니다. 원인이 있기에 결과가 있다. 그렇다면 자연을 거스르면 어떤 일이 일어날까?

무엇이 어디서부터 어긋났는지 차분히 되돌아보자. 이것이 자연과 조화를 이루는 삶의 시작이고 자신을 더 나은 결과로 이끄는 삶의 첫걸음이다.

마음의 응어리를 만들지 않는 방법

채소, 된장이나 간장 같은 발효식품은 자연이 우연히 빚어낸 산물이다. 사람의 손을 타지 않고도 이 세상에 태어나는 것이다. 그런데도 비료를 뿌려서 원래의 속도를 무시하고 채소를 기르거나 균을 배양해서 즉석 발효식품을 만드는 등 사람의 손을 더해 본래 모습과 다른 것을 만들어 왔다.

이런 일은 사람의 마음에도 나타난다.

사람은 화내거나 걱정하거나 불안을 느끼면 무의식적으로 몸에 힘을 준다. 그러면 혈액의 흐름이 나빠져서 몸이 결린다. 평소 상태에 비해 부자연스러운 상태가 되는 것이다. 이런 감정은 인간으로서 어쩔 수 없이 느껴야 하는 상태이지만 없을 수만 있다면 그보다 나은 것도 없다. 마음이 자연스러운 상태에 있어야 몸도 부담을 느끼지 않기 때문이다.

그런데 우리 인간은 아직 일어나지도 않은 일을 걱정하거나 불안해 한다.

"노후에는 어떻게 될지 참 걱정이야."

"만약 이 일이 실패하면 어쩌지?"

아직 일어나지도 않았을뿐더러 어떻게 될지 누구도 알 수 없는 일을 걱정해 마음을 괴롭힌들 아무 소용이 없다.

자연은 무리하지 않는다. 그래서 무엇 하나 두드러지지 않고 둥근 세계를 그리며 순환한다. 무언가가 손해를 보는 일도 없다.

다시 자연을 차분히 둘러보자. 그리고 마음의 목소리에 귀를 기울이자. 불평불만이 있다면 그 문제에서 눈을 돌리지 말고 용기를 내서 원인을 찾아보자. 마음에 맺힌 응어리가 풀리면 마음도 틀림없이 자연스러운 상태로 되돌아간다. 그러면 내 주변에서도 좋은 순환이 이루어질 것이다.

자연에는 선과 악이 따로 없다

앞서 이야기했듯이 자연에서는 모든 존재가 저마다 역할이 있다. 그리고 아무리 단추를 잘못 채웠어도 원래대로 돌아간다. 시간이 걸리더라도 반드시 그렇게 된다. 그러므로 애초에 선과 악을 나누는 가치관 자체가 존재하지 않는다. 자연은 어떤 존재도 부정하지 않는 세계이다.

나는 사람도 그렇게 살 수 있다고 믿는다.

현대사회는 힘들고 살기 어려운 곳일지도 모른다. 하지만 그 사실을 인정하고 감사의 마음을 품을 수만 있다면 무의미한 싸움은 사라지고 한 사람 한 사람의 존재를 이해하며 공존하는 시대가 올 것이다.

무언가를, 그리고 누군가를 부정하지 않는다면 사람은 고통에서 해방되어 편안해질 것이다.

매사의 판단 기준을 선악에 두지 말고, 자연인지 아닌지에 두자.

이것이야말로 지금 사회에서 자신의 마음을 항상 가볍게 할 수 있는 방법이 아닐까?

하루 네 끼 햄버거만 먹었더라도 늙지 않았다

자연재배를 알고 나서 나는 큰 병을 앓은 적이 없다. 열이

40도까지 올라도 강연을 하고 매일 활기차게 돌아다닌다.

내가 특별한 사람이어서가 아니다. 나도 젊은 시절에는 당연하다는 듯 하루에 네 끼를 패스트푸드로 때우기도 했다.

하지만 농부들의 삶을 보면 알 수 있다. 인간의 하찮은 이기심에서 벗어나 멀리 내다보고 자연과 마주하면 생활방식 자체에 변화가 일어난다. 어떤 것이 자연에 어울리고 어떤 것이 어긋나는지 일상의 곳곳에서 알 수 있기 때문이다. 그리고 지금까지의 삶과 무관하게 결코 늦지 않았다는 사실을 깨닫는다.

과거에 어떤 음식을 먹었든 어떤 약을 먹었든 어떤 생활을 했든 지금부터 시작해도 절대 늦지 않다. 익숙하고 편리한 생활을 갑자기 싹 다 바꿀 필요는 없다. 조금이라도 자연을 의식하며 살아 보겠다고 생각하는 것, 그리고 조금씩 그쪽으로 발걸음을 옮기는 것이 중요하다.

이 책이 그런 삶으로 이끄는 작은 계기가 될 수 있기를 간절히 바란다.

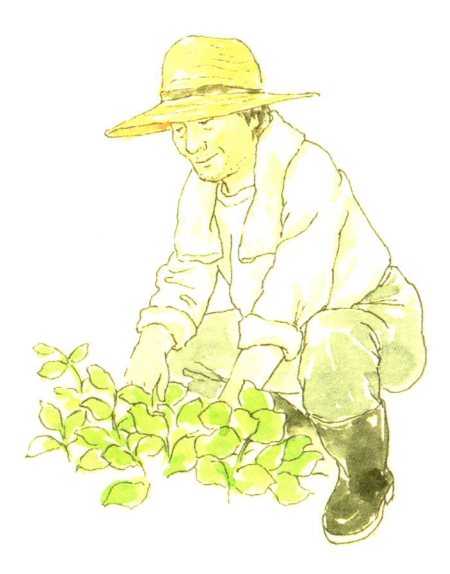

옮긴이의 글

진짜 채소가 가르쳐주는 자연의 이치

   제목부터 예사롭지 않았다. '진짜 채소'라니, 그럼 세상에 '가짜 채소'도 있다는 말일까? 어딘가에서 플라스틱을 녹이고 색소를 섞어서 다양한 틀로 그럴듯한 모양의 채소를 척척 찍어 내기라도 한다는 걸까? '유기농 채소'까지는 그럭저럭 알겠는데, '자연재배 채소'라니, 이건 또 무엇일까?

   당연한 말이지만 역자이기 전에 독자로서 이 책을 처음 읽었다. 첫인상은 의문투성이였다. 도시에서 나고 자라 농사일에 어둡고, 생산자가 아니라 소비자로 지금까지 살아왔기 때문에 어쩌면 당연한 반응일지도 모른다.

이 책은 기본적으로 채소를 둘러싼 상식의 오류를 바로잡고, '자연재배'의 개념과 필요성을 알리는 실용서이다. 지금 농사를 짓거나 훗날 농사를 지으려는 사람에게 '자연재배'라는 새로운 농업 방식을 제시하는 동시에 아마도 소비자가 대다수일 독자에게 안전한 먹거리를 고를 수 있는 기준을 제안하는 책이기도 하다.

그런데 이야기는 여기서 끝나지 않는다. 젊은 시절 '자연재배'에 눈을 뜬 후 오랜 세월 '자연재배 채소'의 유통업에 종사해 온 저자는 자신의 체험을 바탕으로 자연과 더불어 살면서 깨닫고 느낀 점을 고스란히 독자에게 전한다.

이 책은 말하자면 '자연재배'의 개념을 주춧돌로 삼고 농약과 비료, 흙, 씨앗, 균이라는 네 기둥을 세운 후에 '진짜 채소'의 의미를 지붕으로 올린 집 한 채다. 구조를 요모조모 살피다 보면 자연 속에서 만물과 공존하며 조화를 이루는 삶의 방식이 보이기 시작한다.

이파리가 짙푸른 채소, 벌레 먹은 사과 등을 실마리 삼아 채소에 얽힌 상식의 오류를 짚는 데서 시작한 이야기가 자못 종

교적인 울림을 전하면서 삶의 방식을 제안하는 데까지 이어지고 있는 것이다.

저자는 '어떻게 살 것인가' 하는 물음에 대한 나름의 답을 내놓는다. 자연의 섭리를 거스르지 않는 삶이 인간이 자연의 일부로서 마땅히 좇아야 할 삶이라고 말이다.

큰 틀에서 동의하더라도 세부적인 내용에서는 고개를 갸웃할 독자도 제법 있을 듯하다. 특히 의사와 약에 기대지 않는다는 저자의 강건한 태도는 삶의 한 가지 방식으로 독자들이 선뜻 받아들이기 어려울지 모른다. 일찍이 누나의 죽음을 계기로 현대의학의 무력함과 한계를 뼈저리게 느낀 저자로서는 어쩌면 당연한 선택이었을 테지만, 주장을 뒷받침할 만한 구체적인 자료가 더해졌더라면 하는 아쉬움이 남기도 한다.

저자는 독자 앞에 하나의 새로운 길을 열어 보였다. 그 길로 나아가느냐 돌아서느냐의 선택은 온전히 독자의 몫이다. 합리성의 잣대, 과학이라는 현미경을 잠시 내려놓고 저자의 목소리에 일단 귀를 기울여 보자. 그리고 스스로 생각하자. 누군가의 말을 곧이곧대로 받아들이기보다 스스로 생각하고 행동하는 것이야말로 삶의 방식을 정하는 데 가장 필요한 일일 것이다.

『진짜 채소는 그렇게 푸르지 않다』는 우리의 낡은 상식을 바로잡고 우리가 자연스럽다고 생각하는 것이 실제로는 자연스럽지 않다는 사실을 일깨운다. 어쩌면 이 책의 가장 큰 의의가 여기에 있을지도 모른다.

옮긴이 전선영